口腔种植影像学

Oral Implant Radiology

主　编　王　虎　欧国敏

编　者（按姓氏拼音排序）

巴　凯　四川大学华西口腔医院
李　果　四川大学华西口腔医院
李　娜　四川大学华西口腔医院
李明霞　泸州医学院附属口腔医院
刘媛媛　四川大学华西口腔医院
任家银　四川大学华西口腔医院
王　斌　成都市第一人民医院
王　璟　上海同济大学附属第十人民医院
杨振宇　南京大学医学院附属口腔医院
叶年嵩　四川大学华西口腔医院
游　梦　四川大学华西口腔医院
赵书平　四川大学华西口腔医院

人民卫生出版社

图书在版编目（CIP）数据

口腔种植影像学/王虎，欧国敏主编. —北京：人民卫生
出版社，2013
ISBN 978-7-117-17237-0

Ⅰ.①口… Ⅱ.①王… ②欧… Ⅲ.①种植牙-医学摄影
Ⅳ.①R782.12

中国版本图书馆 CIP 数据核字（2013）第 144652 号

人卫社官网	www. pmph. com	出版物查询，在线购书
人卫医学网	www. ipmph. com	医学考试辅导，医学数据库服务，医学教育资源，大众健康资讯

口腔种植影像学

主　　编：王虎　　欧国敏
出版发行：人民卫生出版社（中继线 010-59780011）
地　　址：北京市朝阳区潘家园南里 19 号
邮　　编：100021
E－mail：pmph @ pmph. com
购书热线：010-59787592　010-59787584　010-65264830
印　　刷：人卫印务（北京）有限公司
经　　销：新华书店
开　　本：787×1092　1/16　印张：15
字　　数：384 千字
版　　次：2013 年 8 月第 1 版　2023 年 5 月第 1 版第 9 次印刷
标准书号：ISBN 978-7-117-17237-0/R·17238
定　　价：138.00 元

打击盗版举报电话：010-59787491　E-mail：WQ @ pmph. com
（凡属印装质量问题请与本社市场营销中心联系退换）

主编简介

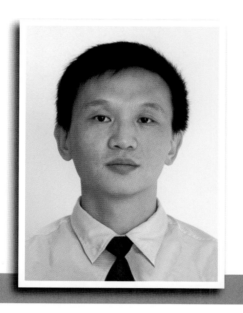

    王虎   1984 年毕业于原四川医学院口腔系获得口腔学士学位；同年在华西医科大学（现四川大学）口腔医院留校任教；1987—1990 年在华西医科大学口腔医学院攻读硕士，获得口腔颌面外科学硕士学位；历任华西医科大学口腔医院讲师、副教授、教授，硕士生导师。现任四川大学华西口腔医院放射科主任；中华口腔医学会口腔放射诊断学专业委员会副主任委员；国家 X 线技术研究中心专业委员会委员；国际牙医师学院（ICD）委员；Internationnal Dento-Maxillar-Facial Radiology（IDMFR）委员；四川省医师协会口腔专业委员会委员；四川省口腔医学会理事。《华西口腔医学杂志》和《国际口腔医学杂志》编委。

主编简介

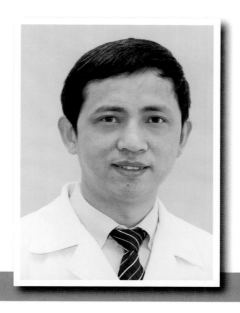

    欧国敏   副教授,硕士生导师。1991 年毕业于华西医科大学,1996 年获博士学位。2001—2002 年在瑞典 Karolinska Institute 医学院进行牙种植的研究与临床学习;2006 年 4 月—2009 年 5 月,分别在美国 Medical College of Georgia 和 University of Connecticut Health Center 医学中心,作博士后工作和进行口腔种植临床技术的学习。在四川大学华西口腔医院从事多年口腔种植学的教学与临床工作,是国内有一定影响的口腔种植专家。对口腔种植中的微创技术、各种骨增量技术、即刻种植、全牙列缺失修复等均有丰富的临床经验和独到的见解,完成了大量的疑难种植临床病例。

序

口腔医学的发展经历了漫长的时光，但口腔种植却仿佛在一夜之间驶进了时空的快速通道，这一切源于锥形束 CT（CBCT）的出现，CBCT 在口腔种植领域起到了催化剂的作用，却让人始料未及。

等静下来回味时，突然发现有许多关于 CBCT 的基本概念和知识还显得那么陌生，甚至有些遥远。正如一首很山寨的诗歌《CBCT 的用与不用》中写到：你用，或者不用，我都在那里，不悲不喜；你念，或者不念，我还在那里，不离不弃……

突然有一天萌发了一种要写一点东西的冲动，于是乎坐下来，静静思考着。当构思初步形成后，就义无反顾地一头扎进 CBCT 的数据库里，在冷冰冰的电脑前慢慢地寻找，找寻我想得到的东西；有时候又很茫然，不知道自己到底想要做什么。经过无数次的心理斗争，反反复复的纠结终于变成了一种动力，在浩瀚的 PACS 大海里认真选择图像资料、核对，经过无数夜晚的思考和酝酿，终于把构思变成了现实，将这本书展现在大家的眼前。尽管我不知道这本有关种植影像的书是否会给读者带来意外的惊喜，是否会有一种久旱逢甘雨的兴奋，但我们还是如期完成了这本属于原创的、融入我们心血的书。

没有华丽的辞藻，也不需要炫目的包装，只有我们真诚的心奉献给广大的读者，你们的认可是我们最大的幸福！

王 虎
2013 年 2 月

前　言

　　在我国口腔医学的发展历史中,20 世纪 90 年代是一个非常重要的时期,口腔种植技术的出现与发展,为我国口腔临床医学开辟了一个崭新的领域。通过长时期的实践与发展,目前,口腔种植已经发展成为临床技术相对成熟和临床效果较为肯定的一门学科,并被公认为现代口腔临床医学发展中最具活力的新技术。此项口腔临床前沿技术之所以取得长足发展,经济与科技发展是一个因素,另一个重要的原因就是牙科锥形束 CT(CBCT)的出现。

　　本书是我国迄今为止第一本关于口腔种植方面的影像学书籍。由于影像学在临床工作中起着十分重要的作用,我们一直就在思考是否需要写一本这样的书提供给广大的口腔医学工作者。通过在全国各口腔专科医院、门诊、私人诊所的众多口腔临床医师中广泛调研,我们发现确实需要有一本种植影像学方面的专业书籍来指导和提高临床的诊疗水平。

　　本书一共有七章。首先是口腔种植影像学的简介,阐述了目前在临床上常用的 X 线设备的基本原理和优缺点,同时介绍了 CBCT 的选型原则,为以后购买 CBCT 的单位和个人提供参考意见;第二章专门对种植涉及的口腔解剖及变异做了详细的图解;第三章描述了影像学在种植中的评价方法,介绍了如何用影像判定种植区的特点,如对骨的宽度和高度、骨缺损的大小甚至黏膜的厚薄等都进行了详细讲解;第四章为了更贴切临床,专门对于各类常见的种植手术与影像的关系给予了图文并茂的详尽的解释,通过影像的分析,对于每一类病例的术前诊断和评估、手术方案确定、术后评价等多个方面进行了详细的说明;第五、六章分别介绍了关于第三方软件的应用和种植支抗的基本概念;第七章则关注种植临床中发生的一些意外及并发症,提高广大医师的警惕性,尽量避免犯同样的错误。

最后,感谢四川大学华西口腔医院的领导给予我们的支持和帮助,也要感谢我的团队辛苦的工作!

王　虎　欧国敏

2013 年 2 月于成都

目　录

第一章

口腔种植影像学概论

第一节 口腔种植影像学简介

口腔种植学在国内的开展也就是20年左右的时间,随着经济的发展和人们对健康认识的提高,近年来得到了迅速的发展,人们对于种植的需求不断提高,从事种植的医师也同步增加。口腔种植学的发展离不开口腔影像学的支撑,影像学在种植中的作用是十分重要的。由于在人体的上下颌骨存在重要的解剖结构,我们必须通过X线的检查才能确定这些重要的解剖结构的位置以及可能存在的变异,从而确定正确的手术方案。最早所有的从事种植的医师都会利用曲面体层片和牙片作为种植体植入的依据,一把尺子几乎就是种植体植入的标准。为了避免这些不规范的方法造成不必要的后果,国外学者和临床研究者根据不同的曲面体层机拍摄的胶片设计了相应的测量模板,同时根据不同生产厂家的曲面体层机的放大率进行种植体的选择。尽管在临床上大量的应用,医师们也发现其中存在的问题,如植入体的长度过短或者过长等,而且曲面体层片是一个平面二维图像,无法确定种植体的植入的直径,同时临床医师们还忽略了一个非常重要的问题,就是拍摄时患者的位置、形状等影响放大率的因素。在临床上常常会碰到上颌窦底和下牙槽神经管影像不清楚的情况,医师只能凭借临床经验判断。数字化曲面体层机的出现对于普通的胶片型的曲面体层机是一个技术上的进步,不仅让工作人员从暗室里解放出来,缩短了患者的等待时间,而且由于数字化图像处理功能的应用,使图像的准确度得到了极大地提高,可以利用其软件更加细致地观察植入床或者种植体植入后骨质的状况;同时也利于图像的保存和传输。数字化曲面体层仍然是二维图像,尽管生产厂家也在努力开发纵断程序,但图像质量无法与CT相提并论,尤其对于邻近上颌窦和下牙槽神经管时就会考虑到CT的使用。当锥形束CT(cone beam CT,CBCT)还没有应用于临床时,普通的螺旋CT成为首选。这个阶段螺旋CT发挥了重要的作用,许多医师选择了种植术前螺旋CT的检查,为种植体的顺利植入提供了必要的保证。但是由于大多数的螺旋CT机都是综合医院购买的,往往没有配备相应的牙科软件,同时普通放射工作人员又不是特别关注牙科方面的检查工作,所以有时候获得的影像并不能完全满足口腔医师的要求。全身CT还存在占地面积大、设备购买费用高、辐射剂量大等因素,也不完全适合口腔颌面部检查使用。1998年Mozzo报告了第一台意大利公司生产的CBCT系统,2000年进入国内的医院开始使用。CBCT在口腔临床中的应用,解决了口腔颌面部硬组织三维成像的问题,不仅可以提供颌面骨的三维影像,而且可以提供牙齿的三维影像,可以清楚了解牙根管的数目及走向等。近年来随着技术的发展、机型的不断改进、软件功能的增强,已经成为口腔颌面影像学关注的热点。随着口腔种植体的应用范围的扩大,种植体逐渐应用于口腔颌面部的其他部位,如眼眶、鼻部、颧骨等,微种植体随着正畸技术的发展也正在成为重要的方法,以扩大正畸治疗的范围。口腔种植影像学也就应运而生,逐渐成为口腔影像诊断学及口腔种植学中重要的组成部分。

第二节　影像学检查方法在口腔种植中的应用

一、普通曲面体层 X 线片

口腔种植义齿是近年来迅速发展起来的继活动义齿和固定义齿之后的重要修复方法,由种植体和种植体支持的上部结构组成。作为一种新的口腔修复方式,种植义齿是对常规修复最重要的补充,解决了某些常规修复未能解决的问题,满足了缺牙患者的不同要求,并具有较高的成功率。种植体是由人工材料制作,经外科手术植入失牙区牙槽骨或颌骨内,起着人工牙根的作用。

进行牙种植体植入术,首先要考虑的就是植入床的情况。植入床也就是将要植入种植体的部位,它包括软、硬组织两部分,而硬组织即骨组织状况又是其中最重要的部分。除临床检查外,X 线片是临床最主要的骨组织评价手段。种植义齿修复的成功与否,在一定程度上依赖于放射学对口腔骨性结构的正确诊断信息,如可利用的颌骨的质和量(颌骨的质主要指术区骨的密度;颌骨的量指容纳种植体的空间,包括骨高度、宽度、厚度)、牙槽嵴倾斜度、邻近的牙齿有无病变以及与相邻重要解剖结构的位置关系等。

要获得植入床的准确信息,X 线检查是必不可少的。理想的放射学检查应具有以下性质:能精确显示种植区域的牙槽骨的高度、长度(近远中距离)、厚度(颊舌径);能准确显示上下颌骨的重要解剖结构,如下颌神经管、上颌窦、颏孔等;能清晰地提供牙槽骨以及颌骨重要解剖结构的横断面(颊舌向)信息;影像失真度小;放射剂量低;费用少。

目前,国内大多数医疗机构都采用曲面体层 X 线片作为牙种植术前植入床评价的标准。曲面体层摄影又称为全景,作为口腔颌面部的一种特有的 X 线检查手段,能够显示上、下颌骨全貌,易于发现颌骨病变,能提供颌骨重要解剖结构的信息:上颌窦下壁、鼻腔、下牙槽神经管、颏孔等;结合带有已知直径 X 线阻射参照物的放射模板可以较为准确地测量牙槽骨的高度和长度;放射剂量低(有报道称仅有 47μGy,约为 CT 的 1/30),且简便经济。对曲面体层 X 线摄影,国内外学者进行了大量的研究,详细探讨了曲面体层摄影的原理及其应用、影像失真的原因、失真率的大小以及如何矫正失真等。但目前临床工作中对失真率的认识和研究仍然存在争议。

（一）曲面体层 X 线片的原理

曲面体层 X 线机是口腔医学领域具有里程碑意义的重大发明,由赫尔辛基大学的 Yrjo Veli Peatero 在 1949 年提出,是一种结合体层摄影和狭缝摄影原理,应用于曲面物体的摄影技术。

曲面体层 X 线机主要由 X 线球管、头颅固定装置、片盒持片架以及机架组成,X 线球管前方有一小狭缝,射线只能从该狭缝射出,同时在片盒持片架上有较长的狭缝,接收来自从 X 线球管狭缝射出的 X 射线,当机器开始工作时,X 线球管和片盒作同步相反的连续运动,射线与呈马蹄形或者抛物线形的下颌骨保持垂直。所以 X 线球管旋转得到的弧形断层域与颌骨形态一致。

曲面体层 X 线机的工作原理是三轴旋转系统,由三个旋转中心形成的图像将马蹄形的颌骨展示为一张平面的曲面体层图像。X 线首先以颌骨的一侧为旋转中心曝光,使对侧颌骨成像于胶片上,扫描至前牙区时,旋转中心移动至中线使前牙区成像,最后旋转中心移动至对侧,使另外一侧颌骨成像。当旋转结束,就获得一张完整的颌骨的曲面体层图像。

（二）曲面体层 X 线片的优缺点

1. 优点

（1）一次曝光就可以显示上下颌骨、全口牙齿、上颌窦、鼻腔等解剖结构,所以在曲面体层片上可以比较清楚了解上颌窦及下牙槽神经管的位置,以确定种植体的长度和植入部位。

（2）操作简单,患者无痛苦。

（3）费用低,辐射剂量小,有利于重复检查。

2. 缺点

（1）曲面体层片是一个平面图像,无法了解颌骨的三维情况。

（2）存在不确定的失真率,根据四川大学华西口腔医院的研究结果发现,曲面体层片上的垂直放大率和水平放大率最大可以达到30%～45%,从而严重影响术前的判断准确性。

二、数字化曲面体层 X 线片

（一）数字化曲面体层 X 线机的工作原理

数字化曲面体层 X 线机的工作原理与普通胶片曲面体层 X 线机基本相同,唯一不同的是数字化曲面体层 X 线机是一种 DR 设备,采用 CCD 影像板同步获得图像直接在电脑屏幕上显示出来,然后保存在电脑中,通过网络传输到医师的终端上,患者无须等待。或者通过医院的 PACS 系统进行存储和调用。

数字化曲面体层 X 线机还有一种是用 CR 的方式,即采用 IP 板获得所需的图像数据,通过扫描 IP 板上的信息获得一张完整的数字化曲面体层片。

在没有数字化曲面体层 X 线机的医疗单位也可以通过间接数字化的方式获得数字化的图像。利用透射扫描仪将胶片扫描获得图像,存入电脑,再利用软件进行分析。

（二）数字化曲面体层 X 线片在种植临床中的应用

1. 利用自带的软件测量放射模板金属球的放大率　将 4～5mm 的金属球用蜡固定并放入缺损的牙齿位置,嘱患者咬好后进行拍摄。拍摄完成后,用自带软件测量,观察金属球的变形情况（图 1-2-1、图 1-2-2）,来间接判断相应的牙槽骨高度及宽度。

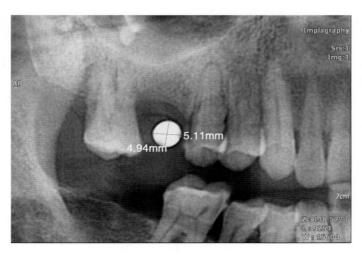

图 1-2-1　金属球的测量

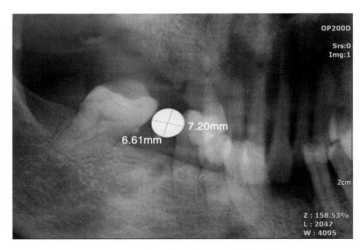

图 1-2-2   全景片局部金属球的测量

2. 利用自带的软件直接测量牙槽骨的长度   根据我们的实验及临床研究结果证实,垂直放大率的误差非常小(图 1-2-3),所以在临床工作中就可以采用直接测量牙槽骨高度的方法,省去了制作放射模板的过程,获得满意的结果。但对于一些特殊的情况,还是应该采用放射模板的方法。

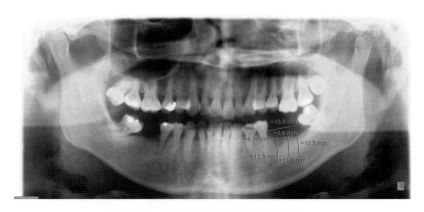

图 1-2-3   用软件直接测量牙槽骨的长度

3. 利用局部放大功能直接测量   图像放大以后利于我们肉眼观察,再进行测量,可以较没有放大之前明显减少误差(图 1-2-4、图 1-2-5)。

4. 利用局部放大镜功能观察局部结构   利用透镜可以增加图像的对比度及清晰度,同时将图像放大,更有利于我们的观察,清楚地显示局部的牙齿及牙槽骨、牙周、根尖等情况,也可以清楚观察种植体周围及邻近结构情况(图 1-2-6、图 1-2-7)。

（三）数字化曲面体层 X 线片的优缺点

数字化曲面体层 X 线片的优点是显而易见的。目前随着经济的发展和认识水平的提高,越来越多的医疗单位和个体诊所都开始使用数字化曲面体层 X 线机,胶片机的使用逐渐减少,甚至在不远的将来会退出口腔影像。

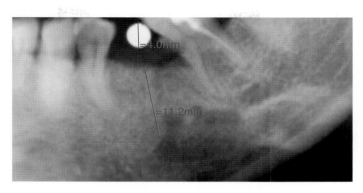

图 1-2-4　全景片局部放大金属球及颌骨测量

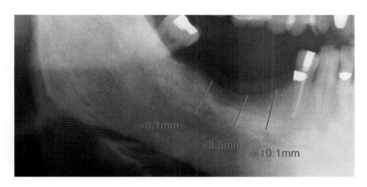

图 1-2-5　全景片局部放大颌骨测量

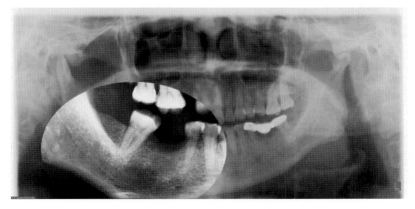

图 1-2-6　全景片
用透镜观察局部结构

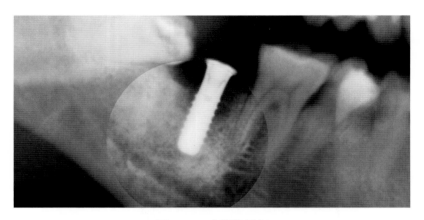

图 1-2-7   全景片局部
用透镜观察植入种植体局部结构

（四）在种植临床中阅片时应该注意的问题

1. 观测方法   观察一张曲面体层片时,不应该首先关心兴趣区,而是首先要看片子的质量,然后应该比较左右两侧的形态是否对称,两侧牙齿大小是否一致(图 1-2-8、图 1-2-9)。

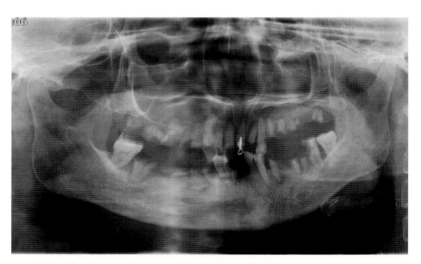

图 1-2-8   全景片显示结构不对称
双侧上下颌骨形状不对称,右侧牙齿明显较对侧变大,升支较对侧宽

2. 影响曲面体层片质量的因素

（1）患者的因素:患者前牙缺失,无法咬住定位咬合板,导致中线偏移;患者颈部粗短,造成摆放拍摄位置困难,从而影响拍摄质量;另外患者的颈部短粗,安放位置比较困难,容易造成影像的失真;有的患者因残疾或者其他病理和生理状况也会影响拍片的质量。

（2）拍摄时技术原因:患者颏部前移或者后移可以导致图像的缩小或者放大(图 1-2-10、图 1-2-11);拍摄者的责任心和技术能力以及对影像的认识也会对照片质量产生影响。

（3）机器本身设定的放大率不是相同的,由各个生产厂家决定。

（4）胶片冲洗中存在的问题:温度过高或者过低都会影响胶片的质量,时间的长短也会影响质量,药水的浓度也是影响图像质量的重要因素。

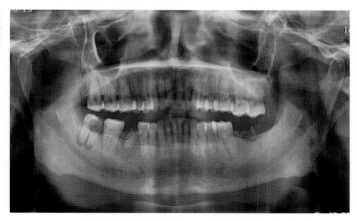

图 1-2-9 全景片
由于头位靠前,显示前牙明显变细

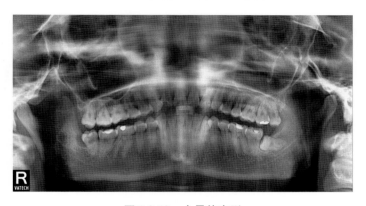

图 1-2-10 全景片变形
由于拍摄位置不正确,前牙区牙齿变形明显,颌骨形状改变

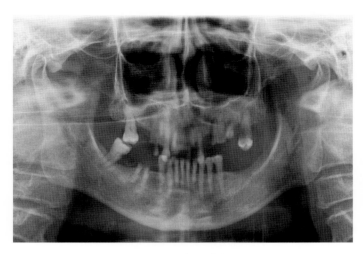

图 1-2-11 全景片变形
由于拍摄位置不正确,头位前移导致前牙区牙齿变细,
颈椎与颌骨重叠

三、根尖片在口腔种植中的应用

（一）根尖片的工作原理

根尖片是口腔颌面部应用最为广泛的一种检查方法。根尖片的投照采用分角线投照及平行投照技术两种。平行投照要求投照时胶片与牙长轴平行，中心射线垂直牙长轴及胶片，为了得到准确、真实的影像，焦点与胶片距离要尽量延长。临床应用时常需一个较长的遮线筒，同时还需配备不同部位的持片器，投照程序相对较复杂，而且上下颌骨的形状不一样也造成投照的困难。目前作为科研照片使用较多。临床上最常使用的是分角线技术，由于根尖片拍摄时胶片安放不可能完全与牙长轴平行，中心射线垂直通过牙或胶片都会造成牙影像的失真，所以采用分角线投照，即 X 线中心射线垂直通过胶片与牙之间的假想的分角线，才能得到牙的正确长度，为临床治疗提供准确的信息。

根尖片拍摄的原则：患者的体位投照上颌牙要求鼻翼耳屏线与地面平行，下颌牙要求口角耳屏线与地面平行，即患者的咬合平面与地面平行；X 线中心线必须正对胶片的中心。

胶片的安放：胶片应超过𬌗面 5mm 左右，紧贴被照牙的舌或腭侧，前牙竖放，后牙横放。上颌牙用对侧大拇指、下颌牙用示指固定，也可以采用持片夹固定方式。

（二）在种植临床中的应用

没有曲面体层片时根尖片也可以作为种植术前的检查方法之一。只要掌握正确的拍摄方法，也可以获得较为准确的种植床的信息，但在大多数情况下都是作为术后检查种植体的骨愈合的判断，尤其是前牙区；同时也可以用于曲面体层片观察上颌窦底不是很清楚时的辅助诊断。

（三）根尖片的优缺点

大多数的医疗单位都有牙科 X 线机，根尖片由于费用低廉、容易拍摄，有利于在基层单位开展和使用，辐射剂量小，对于观察种植体植入后不同时期骨质和骨量的变化仍有一定的临床意义（图 1-2-12）。

根尖片是二维图像，而且拍摄的范围局限，尤其对于下颌骨的种植体在拍摄时由于口底较浅，牙片无法放置在理想的位置，甚至不能完全显示。为了完整地显示种植体，只能加大投射

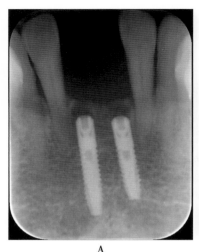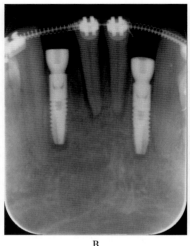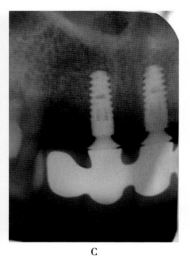

| A | B | C |

图 1-2-12　数字化牙片

A、B、C 分别显示不同时期上下颌种植体植入后的观察

角度拍摄,造成影像的较大失真而影响诊断。

四、断层摄影片

断层摄影包括 2 个方面,一是全身的断层摄影,一是曲面体层的纵断摄影。

普通的断层摄影在多年以前就应用于临床,为临床工作做出了很大的贡献(图 1-2-13)。在口腔颌面部主要应用于颞下颌关节的造影及平片检查以及上颌骨上颌窦的病变的检查,很少用于种植体植入的术前诊断,主要的原因是其断层域的层厚以及拍摄体位、范围等不能完全满足临床的需要,所以目前已经没有再使用。曲面体层 X 线机的发展逐渐取代了普通断层摄影,越来越多的机型都开发了纵断摄影程序,可以显示牙槽嵴的形态,牙槽骨的宽度及高度,以及相应的重要的邻近的解剖结构,如上颌窦和下牙槽神经管等。由于其拍摄过程与曲面体层片一样,操作简单,机器的放大率固定,容易被临床医师和医疗单位所接受。多角度曲面体层摄影也可以获得比较清晰的图像,但是其先天不足的设计也导致在临床上使用时无法获得很好的接受程度(图 1-2-14)。

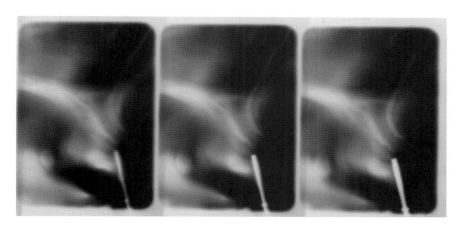

图 1-2-13 普通曲面体层机断层图像

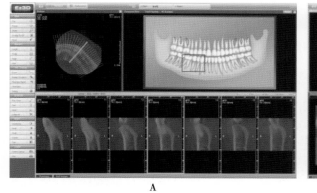 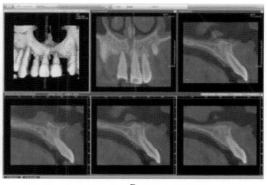

A   B

图 1-2-14 多角度曲面体层机断层图像

五、螺旋 CT 检查

在 CBCT 还没有在临床广泛应用时,全身螺旋 CT 起到了一定的作用。尤其在判断上颌窦的情况,螺旋 CT 有很重要的诊断价值。

（一）工作原理

CT（computed tomography）是利用 X 线束对人体被检查部位一定厚度的组织,进行扫描,将其穿透过的剩余 X 线,用检测器(detector)接收,并转换成光电流,再经计算机运算与储存、图像重建及照相等,获得其断面影像的一种影像检查方法。

CT 机基本结构   自 CT 机诞生以来,经过不断的理论研究和开发应用,在成像质量、扫描速度、软件功能和运用范围等方面,均相当成熟,日臻完善。尽管 CT 机类型多样、功能差别悬殊,但其基本结构组成相似,即主要有扫描装置、计算机系统、图像重建、显示与记录系统等。

螺旋 CT（spiral CT）机,是利用高、低压滑环技术和连续式螺旋扫描技术设计的新型 CT 机。扫描时,可连续曝光、连续床动、连续采集并实时成像,具有超薄层、快速和不漏层等体积扫描的突出优点,故可实现 CT 三维成像和 CT 血管造影成像（CTA）,对口腔颌面部疾病的诊断,更直观与准确可靠。

（二）在种植临床中的应用

在 CBCT 出现之前,螺旋 CT 是口腔种植临床常常选择的检查方法（图 1-2-15、图 1-2-16）。

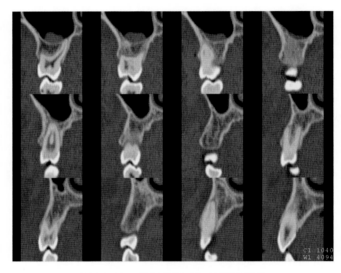

图 1-2-15   普通螺旋 CT 拍摄的影像

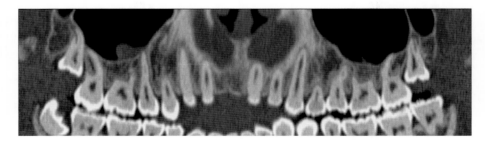

图 1-2-16   螺旋 CT 拍摄后重建的曲面体层片（上颌）

（三）优缺点

1. 优点   在大多数的综合医院都拥有 CT 机,方便口腔科医师在种植术前检查。多层 CT 也可以进行薄层扫描,可以清楚显示上下颌骨的影像。利用软件可以进行三维重建,DICOM

数据可以导入第三方软件进行种植术前的评价。

2. 缺点

（1）X线辐射剂量大,对于口腔正畸、种植等需多次投照重复进行检查的病例,不符合医疗照射正当化原则。

（2）CT图像质量及准确性易受螺距等多种因素影响。

（3）图像重建操作相对复杂,须由经过专业影像培训的人员实施,在一定程度上造成医学影像与口腔临床诊断脱节。

（4）经济成本高,患者花费增加。

六、CBCT 检查

（一）CBCT 的工作原理

锥形束CT(cone beam CT)是当今口腔影像设备中最有前途和实用性的设备。CBCT的应用给口腔及头颅部临床领域中的诊断和治疗带来了革命性的变化。

CBCT其原理是X线发生器以较低的射线量(通常球管电流在2～10mA)围绕被照物体做180°～360°旋转的数字式投照。投照后所获得的数据在计算机中"重组"后进而获得三维图像。CBCT获取数据的投照原理和传统扇形扫描CT是完全不同的,而后期计算机重组的算法原理有相同之处(图1-2-17)。

CBCT与全身螺旋CT的最大区别在于螺旋CT的投影数据是一维的,重建后的图像数据是二维的,重组的三维图像是连续多个二维切片堆积而成的,其图像金属伪影较重。而CBCT的投影数据是二维的,重建后直接得到三维图像。从成像结构看,CBCT用三维锥形束X线扫描代替体层CT的二维扇形束扫描;与此相对应,CBCT采用一种二维面状探测器来代替体层CT的线状探测器。显然,CBCT采用锥形束X线扫描可以显著提高X线的利用率,只需旋转360°即可获取重建所需的全部原始数据,而且用面状探测器采集投影数据可以加速数据的采集速度;CBCT所具有的另一个优势就是很高的各向同性空间分辨力。

CBCT的探测器有2种,一种是CCD+影像增强器,另一种是平板探测器。曝光范围大小、曝光时间、图像重建时间及体素大小等参数根据不同的厂家生产的机型不同而不同。根据不同国家生产的机器其视野名称不同,有些用厘米制,如4cm×4cm,18cm×20cm;有的用英寸,如9″、12″等。曝光时间从几秒到几十秒不等,体素从0.1～0.4mm。

（二）CBCT 的优点

1. 射线量低　如四川大学华西口腔医院使用的锥形束CT投照下颌骨,其曝光千伏为80kV,2mA,上颌骨也仅为4～5mA,比数字化曲面体层的管电流还要小。据报道CBCT一次投照只相当于传统CT的1/30～1/40放射量,仅相当于4次数字化曲面断层投照放射量。一份美国的研究报告指出,一张CBCT的剂量约为36.9μSv,仅相当于一张全口根尖片的剂量(13～100μSv)。不同的机器辐射剂量是不同的,但都远远低于普通的螺旋CT。

2. 应用范围广泛　锥形束CT可广泛应用于口腔种植科、口腔颌面外科、正畸科、正颌外科、牙体科、颞下颌关节科及耳鼻喉科等。传统螺旋CT虽然有一些牙科软件可选择,但目前费用高而且不及CBCT专用牙科软件人性化。装备了不同视野锥形束CT的口腔专科医院、综合医院口腔科或者民营口腔医院(科),可以在较短的时间内,使种植、根管(牙体)、正畸、正颌、外科、牙周等领域有一个较快的发展。

3. 应用更加方便　传统CT虽然可以获得口腔科所需的大部分头颅3D图像,但在视野选

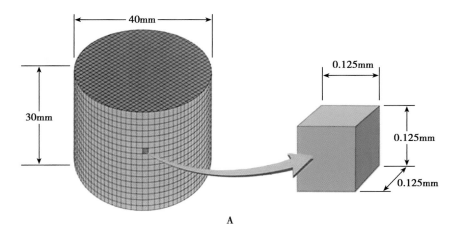

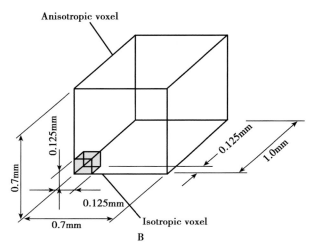

图 1-2-17　CBCT 成像原理及各向同性示意图
A. 示意被照物体是类似圆柱体，经过 360°扫描后获得的每一个像素均为立方体；
B. 非各向同性像素中也可以获得各向同性的像素

择，图像合成等口腔专业所需个性化图像生成方面，口腔科本身所拥有的 CBCT 有着无法比拟的优势。许多研究机构对比了 CBCT 和全身 CT（包括螺旋 CT 和多层 CT）对口腔颌面部结构的成像效果，结果表明，CBCT 有非常高的空间分辨率，对于下颌骨、下颌神经、颞下颌关节解剖结构的成像质量非常好。CBCT 的三维成像和多方向层面成像特点也有助于对口腔颌面部疾病诊断。和传统 CT 相比，CBCT 不仅大大减少了曝光辐射剂量，其数据更可在初次重建获得的轴位图像上进行多向、多层面重建及曲面体层重建或三维重建。CBCT 的序列纵断面重建，可以清楚地显示上、下颌弓呈正交垂直关系的纵断面影像，是口腔 CBCT 不同于其他通用 CT 的特色重建序列。另外，三维重建图像还允许任意角度旋转观察，任意选择重建范围。在三维重建图像上通过调节窗可将部分骨组织去除，只留下密度较高的牙齿图像。再辅以轴位和其他层面图像可以精确地了解埋伏牙的形态、位置、与邻牙的关系以及邻牙有无位移或根吸收等。有的软件可以将 x、y、z 轴及 3D 重建图像联动，更加方便准确定位。因此，CBCT 检查可为临床医师做进一步治疗设计或术前入路选择提供准确的信息。所以说，CBCT 的使用可以大大提高口腔科的科研和临床水平。而放射量极低的 CBCT 是口腔特有的，在种植、牙体、正畸治疗时往往需多次投照的三维影像诊断大为方便和安全。

4. 有更清晰的图像　锥形束 CT 的成像原理决定了其在矢状位投照时获得的图像信息相比扇扫多排螺旋 CT 更多,因而能获得更准确的矢状位断层图像,特别是口腔领域中常用的硬组织图像。但是最常用的传统螺旋 CT 技术,是通过多层扫描后对所获得的一系列轴向断层图像进行三维重建,相对而言,其所获得图像的纵向分辨率较低,比较容易产生阶梯状伪影,图像不够细腻。因此,传统螺旋 CT 技术对病变集中于头颅中下部,组织结构测量多以毫米计量的口腔正畸、种植及牙体学领域的应用受到一定限制。而 CBCT 由于可以一次扫描多层组织,因而大大提高了获取数据的速度和 X 线的利用率,其一般扫描投照时间为 10 秒左右,放射剂量是传统 CT 的 1/20 ~ 1/15;同时也使重建出的容积图像的轴向分辨率得到很大提高,其物理层厚可低至 0.1mm;这也大大降低了 CBCT 扫描的成本。因此,空间分辨率高、数据采集时间短(10 秒)、曝光剂量小(降低至 1/30 ~ 1/20)、拍摄成本低等优点的 CBCT 系统的出现,为颅面部三维重建影像在口腔正畸领域的广泛应用提供了新的可能。CBCT 能获得最低 0.08mm 的真实数据断层图像(而非计算模拟数据图像),并且图像重建层厚在扫描之后可根据临床需要任意设定。而传统多排 CT 一般最低扫描断层厚度只能达到 0.5 ~ 0.6mm(造价近 1000 万元的 64 排螺旋 CT 扫描层厚可达到 0.325mm),而且必须在操作扫描前提前设定扫描层厚。

5. 操作简单　目前锥形束 CT 口腔技术人员或普通放射人员都可操作,而不像传统 CT 操作需要专业人员持有上岗证。头颅锥形束 CT 软件的特殊设计也使口腔专业人员使用起来更加方便,口腔专业人员完全可以按自己的意愿随意获取自己想要的口腔 3D 图像。

6. 可以配合第三方软件获得临床需要的结果　由于 CBCT 有很高的空间分辨率,其DICOM 数据从原理上讲应该是具有很好的利用价值。目前所有的数据都是开放性的,几乎能与所有的第三方软件兼容。通过第三方软件强大的功能,临床医师可以获得自己想要的结果,为临床和科研工作都提供了有力的支持。

(三) CBCT 的局限性

1. 与螺旋 CT 比较,CBCT 有很高的空间分辨率而密度分辨率不够,对软组织解剖结构显像不清晰。

2. 种植体或者口腔内存在的金属周围的伪影仍然无法完全消除,从而可能影响诊断质量。

3. 存储和传输的问题　一般在专科口腔医院普遍认为 CBCT 的存储不需要太大的空间,但这是一个误区。获得的图像层面越小,数据就越大;图像的视野越大,如果其文件较小,其图像质量必然就会下降。同时数据量越大,传输的速度就会慢,甚至影响医院整个网络的速度。

七、在口腔种植中 X 线设备的选择原则

目前在许多医疗单位都有购买 X 线设备的要求,但购置什么样的设备却是值得思考的问题。根据目前了解的情况,提出一个简单的设备购买的原则。

(一) 使用单位的需求

一般来说,如果是比较小型的诊所可以考虑曲面体层 X 线机,数字化的曲面体层 X 线机应该是不错的选择,因为现在的价格已经很低,甚至低于早期的胶片机。普通的曲面体层 X 线机基本上处于淘汰的边缘。成规模的诊所或者较大的综合医院的口腔科可以考虑购置 CBCT。口腔专科医院一般都有数字化曲面体层 X 线机,从发展的眼光和需求应该购买 CBCT。

(二) 购买什么样的 CBCT

CBCT 是牙种植必不可少的辅助工具,它为我们提供了三维的图像,从而使种植变得更加

容易和可控,如果使用第三方软件和种植导板,牙种植就成为可能比补牙等治疗更为简单的操作方法。购买什么样的 CBCT 实际上应该是根据医疗单位的需求来确定的,如果只是希望以种植或者口腔内科为主,中小视野的 CBCT 足够使用,如果需要正畸或者正颌手术的则应该选择较大视野的 CBCT。但大视野的 CBCT 清晰度会比小视野的差一些,同时可能需要更多的存储空间和较快的传输通道,必然会以牺牲像素值来获得可以符合临床基本需要的图像。CBCT 的图像表达我们建议使用光盘,而不要采用打印胶片的方式,那样会损失非常多的信息,也不利于图像的长期保存。医院图像的存储可以采用硬盘或者磁盘阵列等方式。

(三) 根据技术参数选择 CBCT

1. 机器的类型　目前 CBCT 机器主要有 3 种类型,一种是卧式,一种是立式,一种是坐式的。卧式的 CBCT 由于需要拍摄床,所需要的空间相对较大,而立式和坐式的则类似于曲面体层 X 线机,所需要的空间相对较小。因为大多数的医院给口腔放射科的空间较小,可以选择立式和坐式的,如果有较大的空间,也可以选择卧式 CBCT。

2. 球管类型　球管是 X 线机非常关键的组成部分,决定了未来图像的质量和使用寿命,目前市场上球管曝光方式主要分为连续曝光和脉冲式两种。原理上脉冲式的球管要稍微优于连续曝光的球管,但球管的冷却系统的设计是非常重要的,尤其是患者很多需要照片时尤为重要。球管目前分为固定阳极和旋转阳极 2 种,从原理上旋转阳极明显优于固定阳极,但可能价格上也会存在明显差异。

3. 球管的焦点和拍摄时旋转度数　球管的焦点决定了影像的清晰度,焦点越小,清晰度越高。拍摄时球管旋转度数也会影响影像的清晰度。

4. 影像探测器　决定了影像成像的品质,目前在市场上常见的有非晶硅平板、CCD 配影像增强器、CMOS 平板、CSI 平板等等,非晶硅平板是目前阶段比较好的一种选择,随着科技的进步,也许会出现品质更好的影像探测器。

5. 图像扫描时间和重建时间　图像扫描时间与图像成像质量存在相关性,扫描时间过短,图像清晰度应该会降低,扫描时间过长,患者不能承受保持长时间的固定,而造成运动伪影。重建时间长说明计算机的配置可能较低,影响重建速度。

6. 扫描范围　决定了 CBCT 图像的可视范围,在临床中应该根据需要来进行选择,但绝对不是扫描范围越大越好,对于口腔医师来说,应该观察的范围更多的是牙及牙周组织和邻近的相关结构。从原理上讲,扫描范围小则清晰度较高,如果想大视野的清晰度要达到小视野的清晰度,图像存储和传输的问题就是需要认真考虑的问题了。

7. 空间分辨率　从各个厂家提供的数据来看,范围在 $0.075 \sim 0.4mm$ 之间,空间分辨率决定了图像的质量,数值越小清晰度应该越高。同时扫描的厚度越薄,获得的数据越多,图像质量应该越好,但所需要的存储空间越大。

8. 软件的功能　CBCT 软件的功能对于机器的使用起着非常重要的作用,要求有良好的操作性,面板的设计应该简单,图标容易辨识和记忆。DICOM 数据有良好的兼容性,可以用在任何一种第三方软件中。

(四) 售后服务

相对于其他的口腔影像设备来说,CBCT 是比较贵重的精密仪器,良好的售后服务可以保证机器的正常使用。购买机器时还应该注意商家有无注册证等必要的完整的手续。

表 1-2-1 是目前部分在国内销售的进口 CBCT 机的参数(截止到 2012 年年底,由吴浩工程师提供)。

表 1-2-1　进口 CBCT 机的参数

型号	3D ACCUTOMO 170	NewTom 3G	NewTom VG	ICAT(KaVo)	Galileos comfort	Kodak 9500 3D	ProMax 3D Max	DCT Pro
球管类型	60~90kV/油冷却、风冷却双重冷却球管	110kV/CT球管	110kV	90~120kV	85kV/曲面断层球管	60~90kV/曲面断层球管	84kV/曲面断层球管	50~90kV/曲面断层球管
曝光方式	连续曝光	脉冲式	脉冲式	脉冲式	脉冲式	脉冲式	脉冲式	连续曝光
灰度	14Bit	12Bit	16Bit	14Bit	12Bit	14Bit	15Bit	12Bit
最小工作空间（米）	1.4×1.3×1.8	2×2×1	1.4×1.4×2.1	1.4×1.2×1.8	1.6×1.6×2.25	0.8×1.8×2.4	0.7×1.8×2.3	H 1.9×W 1.3×D 1.7
球管规格	固定阳极	固定阳极	旋转阳极	固定阳极	固定阳极	固定阳极	固定阳极	固定阳极
焦点大小	0.5mm	0.5mm	0.3mm	0.5mm	0.5mm	0.7mm	0.5mm	0.5mm
投照一圈度数	360/180	360	360	180(大视野),360(中小视野)	220	200	200/450（两圈）	360
数据获取组数	512/256	360	360	180(大视野),360(中小视野)	200	190	200	360
影像探测器	非晶硅平板	影像增强器	非晶硅平板	非晶硅平板	CCD配影像增强器	非晶硅平板	CSI平板	COMS平板
患者定位	坐姿	躺式	站立/坐姿	坐姿	站立/坐姿	站立/坐姿	站立/坐姿	坐姿
原厂种植软件	第三方软件	NewTom implant Planning	NewTom implant Planning	无	无	无	有	有

续表

项目								
扫描时间(秒)	24	18~26	18	14	8.5秒（半幅扫描）~24秒（360度扫描）	18~24	36	18
重建时间(秒)	60	30~150	120	150~270	180（360度扫描）	45~90	90	40
曝光时间	24秒持续曝光	18~26秒	18秒	18秒	26.9秒/8.9秒 18秒	18秒	18~26秒	18秒/8.9秒
扫描直径(厘米)	20	22	20.6	15	23（TMJ模式）,16,8	23	20,15,10	17,10,8,6,4
扫描高度(厘米)	19或15	17	18.4	15	17（TMJ模式）,13,8	18	22,15,10	12,10,8,6,5
空间分辨率(体素)	0.3,0.4	0.127	0.15,0.3	0.15,0.3	0.125,0.2,0.4	0.075,0.24	0.1~0.5	0.08~0.5
最薄扫描厚度(mm)	0.1	0.1	0.2	0.15~0.3	0.12~0.4	0.1	0.1	0.08~2.0
三维头影测量	20cm×19cm 3D图像	22cm×17cm 3D图像	20.6cm×18.4cm 3D图像	15cm×15cm 3D图像	23cm×17cm 180度扫描 3D图像	23cm×18cm 3D图像	15cm×15cm 3D图像	17cm×12cm 3D图像
注册证	有	无	有	有	有	有	有	有

（王　虎）

第二章

种植解剖学

第一节　上颌骨解剖

一、上颌牙槽骨的解剖特点

牙槽骨又称牙槽突,为上颌骨包绕牙根周围突起的部分,其变化与牙齿的发育、咀嚼、松动以及脱落密切相关。牙槽骨的解剖条件是影响口腔种植方案制订的重要因素之一。

（一）牙槽骨的结构特点

两侧牙槽突在正中以骨缝方式相接,形成马蹄形的牙槽骨弓。牙槽骨内、外骨板均为骨密质,中间夹以骨松质。牙槽突与腭骨水平部在上颌第三磨牙内侧形成腭大孔,内有腭前神经及腭大血管通过。两侧中切牙后方深面为鼻腭孔,向上通切牙管,有鼻腭神经血管走行。

（二）牙槽骨的吸收

牙槽骨的吸收受全身因素和局部结构(如牙槽突的形状、大小和密度等)影响,呈现不同类型。一些学者根据临床和影像表现,对牙槽骨的吸收和萎缩提出了不同分类。比较有代表性的是 Fallschüssel 提出的上颌骨吸收后牙槽突形态的分类(图 2-1-1)。

（三）牙槽骨骨密度

一般情况下,上颌牙槽骨前部比下颌前部骨密度低(图 2-1-2),上颌磨牙后结节区骨密度最低(图 2-1-3)。根尖周的骨密度显著低于牙颈部周围,围绕牙根的筛状板骨质最为致密(图 2-1-4)。骨密质和骨松质骨量相当者为最理想的种植植入床,骨松质有利于血供,骨密质有利于种植体的稳定。

二、上颌窦的解剖特点及变异

（一）上颌窦的形态与大小

上颌窦为上颌骨体部中心的空腔,形状不规则,其大小也不尽相同,由前外壁、后外壁、内壁及底壁构成。上颌窦的底壁盖过上颌前磨牙到第三磨牙的根尖,其间相隔的骨质厚度差异很大,根据 CBCT 影像表现可将其分为四类(图 2-1-5)。

上颌窦腔的容积为 9.5~20ml,平均为 14.75ml。不同人上颌窦形状和大小差别较大,有的上颌窦甚至可以达到前牙区(图 2-1-6),同一个体左右两侧的上颌窦也有差异(图 2-1-7)。

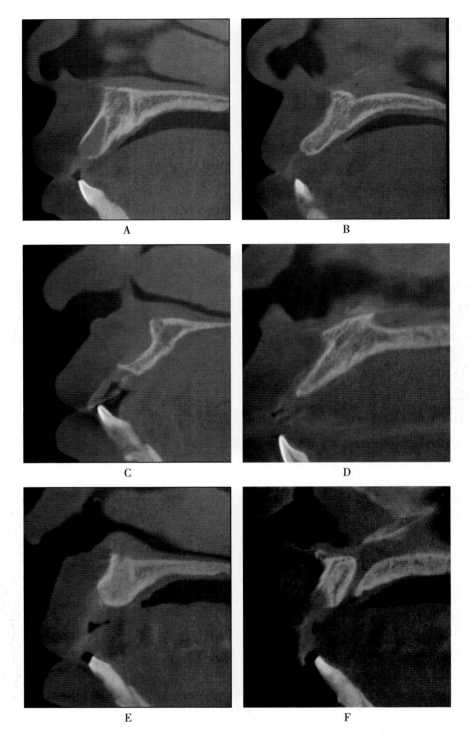

图 2-1-1   Fallschüssel 上颌牙槽骨吸收分类
上前牙 CBCT 矢状位示：A. 相当于有牙颌牙槽骨；B. 高而宽的牙槽骨；C. 高而窄的
牙槽骨；D. 高而锐的牙槽骨；E. 低而宽的牙槽骨；F. 牙槽骨完全吸收

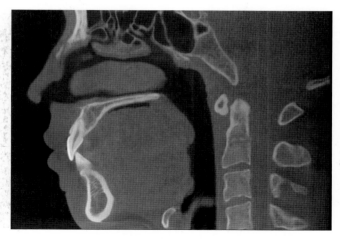

图 2-1-2 上下颌前部牙槽骨
CBCT 矢状位示上颌牙槽骨前部比下颌前部骨密度稍低

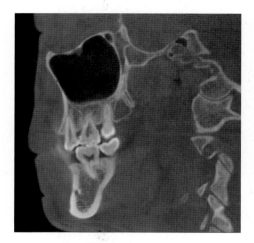

图 2-1-3 上颌磨牙后结节区骨质
CBCT 矢状位示上颌磨牙后结节区
骨密度较低,骨质较疏松

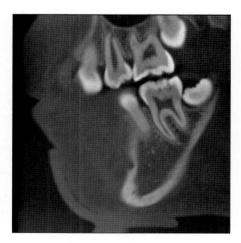

图 2-1-4 根尖周、牙颈部及牙根周围骨质
CBCT 矢状位示根尖周的骨密度显著低于牙颈部
周围,围绕牙根的筛状板骨质最为致密

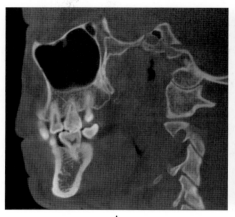

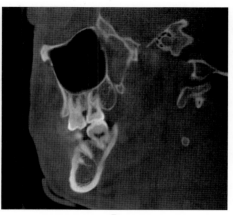

A B

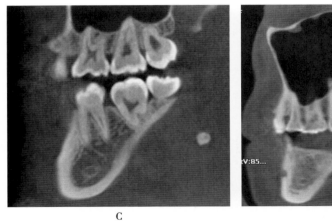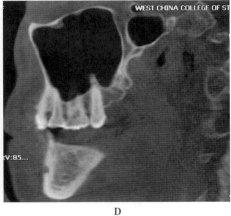

图 2-1-5　CBCT 矢状位示根尖与上颌窦底关系

CBCT 矢状位示：A. 第一类：根尖与上颌窦底之间有较多骨质间隔；B. 第二类：根尖与上颌窦底之间只有很薄的一层骨质；C. 第三类，根尖与上颌窦底之间仅覆以窦黏膜；D. 第四类：根尖完全位于上颌窦内

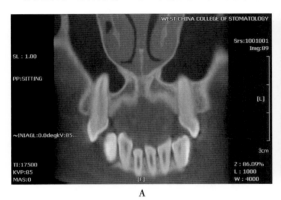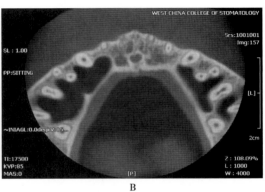

图 2-1-6　CBCT 显示上颌尖牙牙根位于上颌窦内

A. 冠状位；B. 矢状位

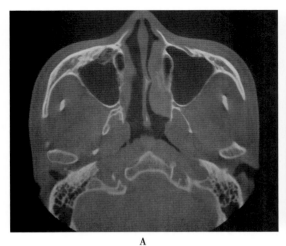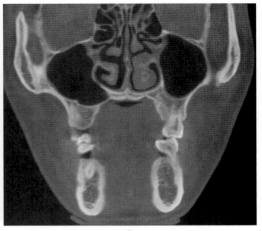

图 2-1-7　CBCT 水平位及冠状位示同一个体左右侧上颌窦

A. 水平位示同一个体左侧上颌窦体积大于右侧上颌窦，双侧上颌窦形状也有差异；
B. CBCT 冠状位示同一个体双侧上颌窦形状和大小有差异

在 CBCT 图像上,一般以矢状面影像来观察上颌窦前后径的距离(图 2-1-8A),以冠状面影像观察上颌窦横径即上颌窦的宽度(图 2-1-8B)。可以看到,不同层面上,上颌窦前后径和横径的距离是不一样的。

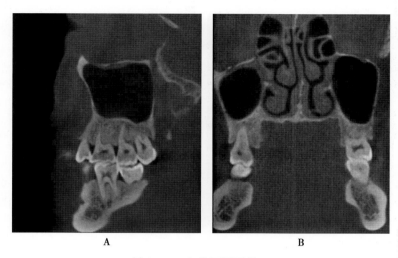

图 2-1-8　矢状面及冠状面
A. CBCT 矢状面可观察上颌窦前后径的距离;B. CBCT 冠状面
可观察上颌窦横径即上颌窦的宽度

（二）上颌窦内的分隔

上颌窦内的分隔是上颌窦壁皮质骨的突起,呈隆起状、锯齿状或棘状,分隔上附有薄的上颌窦黏膜。有学者认为该结构的形成可能跟牙齿的发育和萌出有关,称为原发性分隔;也可能是缺牙后上颌窦气化引起上颌窦底壁形态的改变,称为继发性分隔。分隔的发生率为 13% ~ 35.3% 不等,高度在 2.5 ~ 12.7mm 之间(图 2-1-9)。由于该解剖结构的存在,使上颌窦侧壁开窗的位置和上颌窦的提升变得复杂(图 2-1-10 ~ 2-1-13),所以在手术中应该根据上颌窦分隔的情况采用相应的手术方法,避免造成置入材料的失败和黏膜穿孔,种植手术方案应充分考虑这一结构的影响。

（三）上颌窦内的黏膜

上颌窦黏膜相当薄,厚度在 0.3 ~ 0.8mm 之间(图 2-1-14),正常状态下略呈蓝色,有弹性,实施上颌窦提升术时,一般不会被撕裂。不同位置的黏膜厚度有差异,底壁处比其他骨壁厚,外侧壁厚于内侧壁,无牙颌的窦黏膜有增厚趋势。当上颌窦内有病变存在或者由于牙根尖感染,通常会引起上颌窦黏膜的肥大增厚,上颌窦内的积液易与窦黏膜增厚混淆(图 2-1-15)。

（四）上颌窦的血管分布及走行

上颌骨的血供主要来自上牙槽后动脉、腭降动脉、眶下动脉以及蝶腭动脉。血管以切迹形式走行于窦黏膜和窦骨壁之间。上牙槽后动脉有三组分支,分布于上颌前磨牙、磨牙牙槽骨颊侧黏膜以及牙龈和窦黏膜。上颌窦的血管网没有牙槽骨中的血管网密集,但在行上颌窦侧壁开窗或上颌窦提升窦黏膜剥离时,仍有损伤血管引起出血的危险性(图 2-1-16)。

（五）上颌窦内的钙化

在 CBCT 图像上,经常可观察到上颌窦内的钙化影像(图 2-1-17)。有学者报道了真菌性

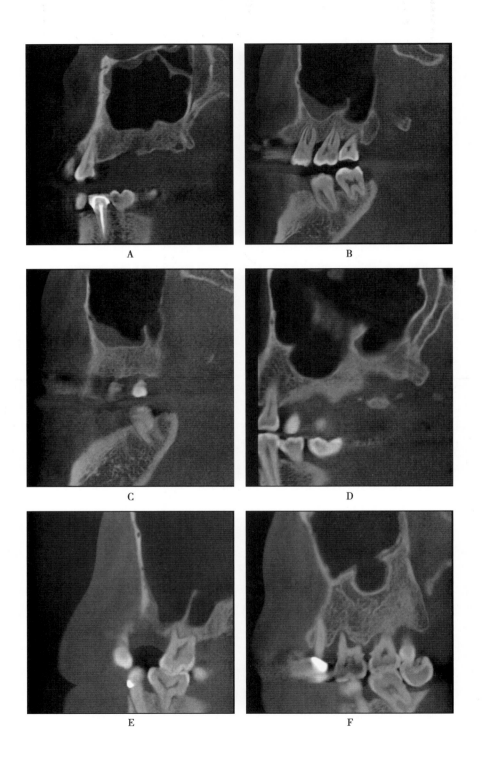

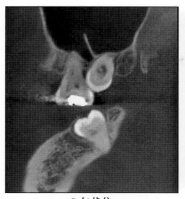
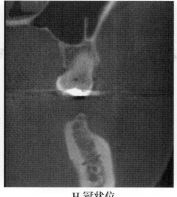
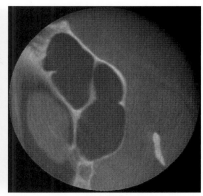

G 矢状位　　　　　　　　　　H 冠状位　　　　　　　　　　I 水平位

图 2-1-9　不同形状的上颌窦分隔

A～F. CBCT 矢状位示上颌窦内不同形状的分隔,呈现隆起状、锯齿状或棘状等;G～I. 同一分隔分别
从 CBCT 矢状面、冠状面、水平位观察的影像

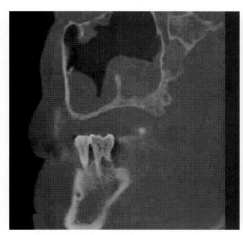
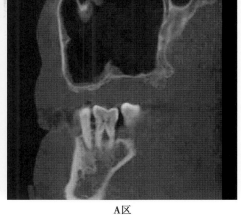

B区　　　　　　　　　　　　　　　　　　　A区

图 2-1-10　患者术前 CBCT 矢状位

男,48 岁,A 区 4567 和 B 区 34567 缺失,双侧均行外提升术
CBCT 矢状位显示 A、B 区有分隔,但 B 区更加明显,介于第一和第二磨牙之间

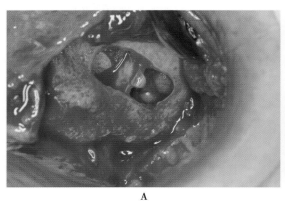
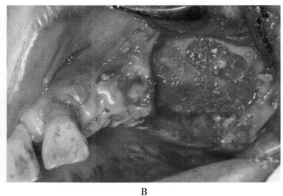

A　　　　　　　　　　　　　　　　　　　B

图 2-1-11　患者术中上颌窦分隔的照片

A. 在 B 区分隔的前后开两个窗;B. 将侧壁推起

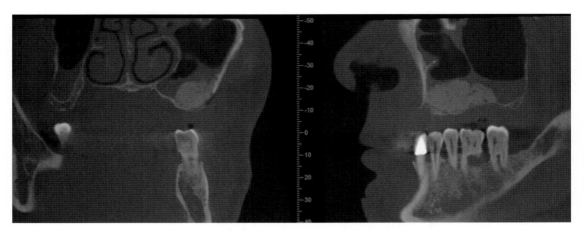

图 2-1-12　术后 CBCT
术后 CBCT 显示植入的人工骨材料被分成前后两个腔室

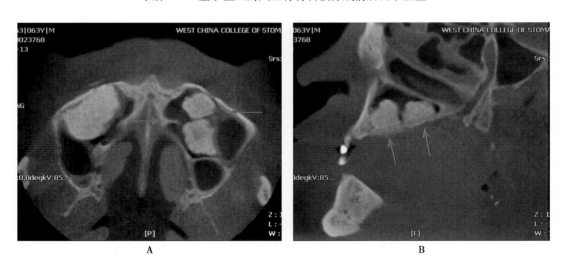

A   B

图 2-1-13　男性,63 岁,上颌窦外提升术后清楚显示左侧上颌窦的分隔
A. 水平位;B. 矢状位

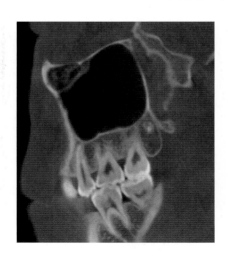

图 2-1-14　正常的上颌窦黏膜
CBCT 矢状位示正常的上颌窦黏膜,
可见黏膜相当薄

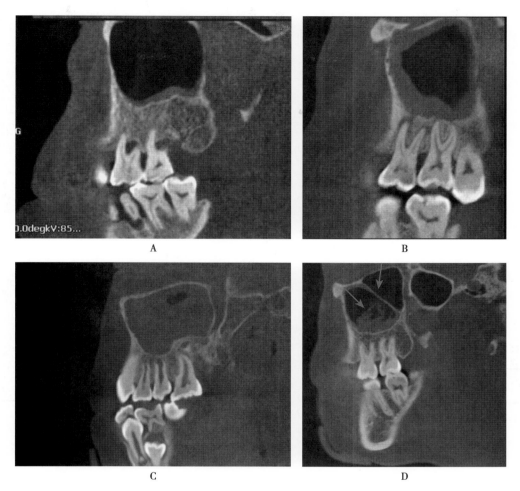

图 2-1-15　肥厚的上颌窦黏膜和上颌窦积液
A、B. CBCT 矢状位示上颌窦黏膜不同程度的增厚；C. CBCT 矢状位示上颌窦积液；
D. 可见脓液里混有气泡伴上颌窦分隔

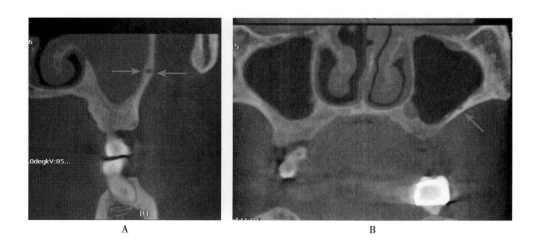

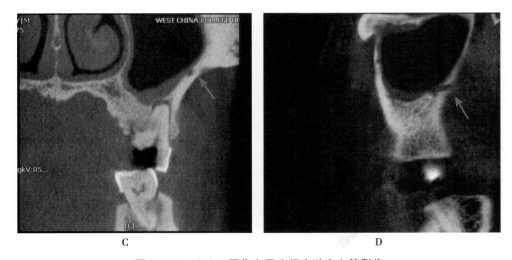

图 2-1-16　CBCT 图像上见上颌窦壁内血管影像
A～C. CBCT 冠状位示上颌窦前壁可见低密度圆形光滑的血管影,血管直径大小不一,
位置不一;D. CBCT 矢状位示上颌窦后壁直径较大的上牙槽动脉

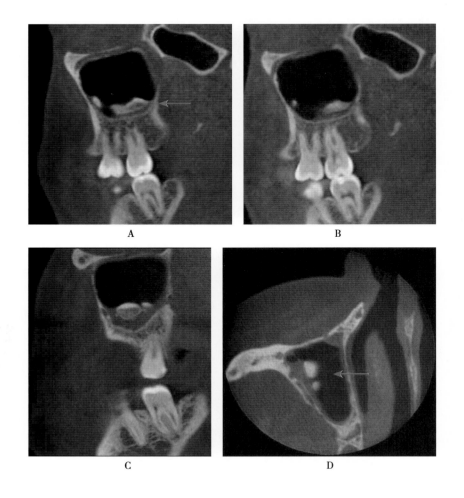

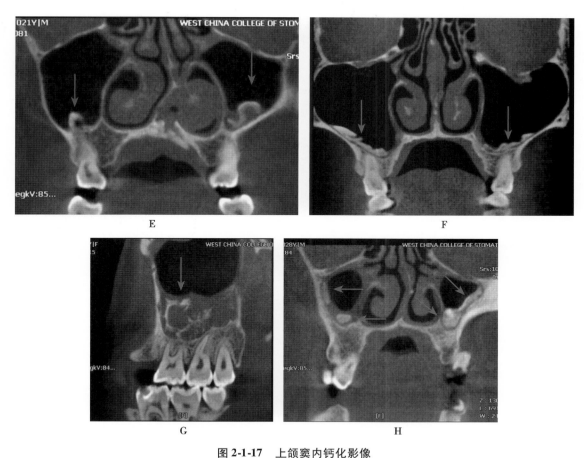

图 2-1-17　上颌窦内钙化影像

CBCT 示大小不一、分布部位也有所差异。A ~ D. 上颌窦内可见点状、条状、团块状钙化灶；E. 类似牙齿的钙化影像；F. 双侧上颌窦的条状钙化；G. 弥散性的钙化；H. 双侧不规则的钙化

鼻窦炎累及上颌窦时,窦腔内可出现点状、条状钙化灶。其形成机制主要是鼻腔或窦腔黏膜由于慢性炎症以及菌丝团块的形成,尤其是菌块中富含的磷酸钙,菌球内沉着的重金属盐以及黏膜的出血、坏死和含铁血红素的沉着等所致。也有文献报道了真菌性和非真菌性的慢性上颌窦炎,窦腔内钙化灶的部位和形状是不同的。非真菌性的慢性上颌窦炎窦腔内少见钙化灶,如果有钙化灶,则多数位于窦腔边缘。真菌性的慢性上颌窦炎窦内钙化灶多见,多数位于腔中央。都可以看到结节和线性的钙化灶,但细小斑点状的只存在于真菌性慢性上颌窦炎,而圆形或卵圆形的仅存于非真菌性的慢性上颌窦炎。

上颌窦内的钙化其大小不一,形状各异,位置不定,密度也不一致。由于其变化多,临床上常常会认识不清楚,甚至误诊。因为有的钙化与牙齿的形状相似,会被误认为上颌窦内的多生埋伏牙。上颌窦内的钙化可能对于种植有一定的影响,位于上颌窦底时,由于其钙化的原因,密度很高,上颌窦提升时可能会有些困难,而且钙化后其上颌窦的黏膜也钙化,可能会造成上颌窦的穿孔。

（六）上颌窦外侧壁的厚度

在 CBCT 图像上,可观察到上颌窦外侧壁的厚度是均匀的,在冠状面上从前向后厚度由厚变薄,但是在不同的人群表现是有差异的。以第一磨牙作为参照平面,可以分为薄、中、厚三种情况。上颌窦壁较薄或者较厚,对于上颌窦外提升术存在一定的难度,上颌窦壁较薄一般上颌窦腔可能比较大,因此窦腔内的黏膜较薄,手术中容易造成上颌窦的穿通,上颌窦壁较厚则开窗术时比较困难。(图 2-1-18)

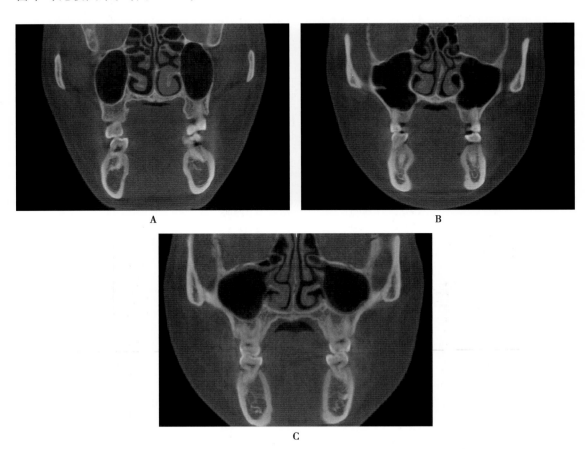

图 2-1-18 上颌窦外侧壁的厚度

CBCT 冠状位示以第一磨牙作为参照平面,不同的人群上颌窦外侧壁的厚度有差异。

A. 上颌窦外侧壁较薄;B. 上颌窦外侧壁适中;C. 上颌窦外侧壁较厚

三、鼻 腭 管

鼻腭管位于上中切牙后方,几乎呈垂直方向,所以在牙片上只能显示隐隐约约的卵圆形的稍低密度影,但往往不能清楚辨认;同样在全景片上也无法清楚地显示鼻腭管的结构。但对于前牙区的种植来说,鼻腭管是一个不得不考虑的重要结构。CBCT 可以清楚地显示鼻腭管的形状、大小与位置,水平位常常显示为类心形结构(图 2-1-19),鼻腭管是一个不规则的管道样结构,有的较细,有的则很粗大(图 2-1-20)。由于鼻腭管应该是发育性结构,也有发生鼻腭管囊肿可能(图 2-1-21)。在种植时要考虑到该结构的变异。

(赵书平 王虎)

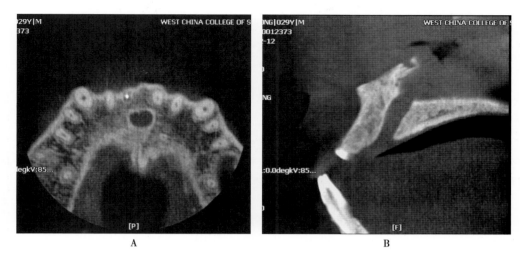

图 2-1-19　鼻腭管
A. 水平位显示鼻腭管呈类似心形；B. 矢状位显示鼻腭管呈稍前倾较均匀的管状

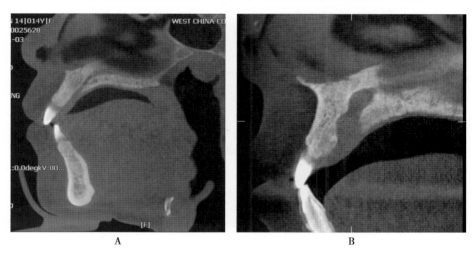

图 2-1-20　鼻腭管
A. 矢状位显示鼻腭管较细；B. 矢状位显示鼻腭管不规则形状

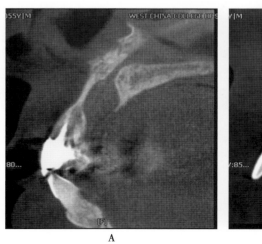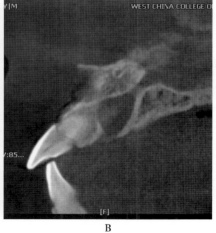

图 2-1-21　矢状位
A、B 均有鼻
腭管囊肿可能

第二节　下颌骨解剖

一、下颌牙槽骨的解剖特点

（一）下颌骨的组成

下颌骨由下颌体和下颌支两部分组成,呈马蹄形。下颌体分为内面、外面、牙槽突和下颌体下缘。下颌支由喙突、髁突、内、外面四部分组成。下颌骨牙槽突的内侧骨板和外侧骨板都由骨密质构成,骨松质被内外侧骨板包绕其中(图 2-2-1 ～2-2-3)。

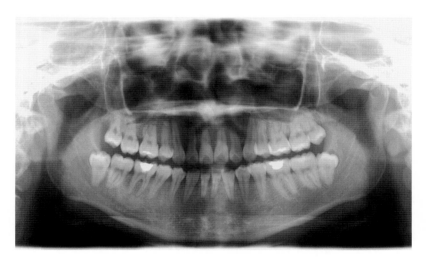

图 2-2-1　全景片
全景片显示下颌骨的组成

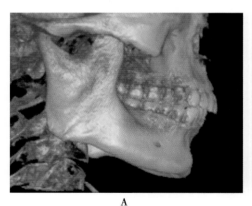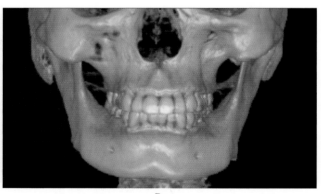

A　　　　　　　　　　　　　　　B

图 2-2-2　CBCT 三维重建图示下颌骨呈蹄铁形,由下颌体和下颌支组成
A. 侧位图像;B. 正位图像

（二）下颌神经管的解剖特点

下颌管上端开口于下颌升支内面、下颌小舌处,在下颌支内斜向前行,在下颌体内几乎呈水平状向前走行,在第一、第二前磨牙或者第二前磨牙下方分为切牙神经管和颏管,然后经颏

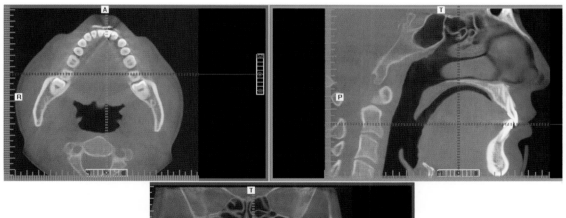

图 2-2-3　正常下颌骨 CBCT 平扫图像（经前牙区）
CBCT 三轴联动图像,显示 x、y、z 三个方向图像在不同层面的变化。
可以任意移动不同颜色的线,从而引起相应轴面图像的变化

管开口于颏孔(图 2-2-4)。在全景片上可以见到神经管在第一、第二前磨牙之间向后上形成一个回祥样结构,开口于颏孔(图 2-2-5)。CBCT 图像显示神经管在下颌体内经磨牙区和前磨牙区下方开口于颏孔。此段神经管内壁靠近下颌骨内侧硬骨板,其余三个方向都靠近骨松质,往前行,神经管向颊侧走行,开口于颏孔(图 2-2-6、图 2-2-7)。

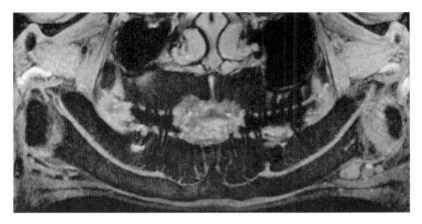

图 2-2-4　MRI 重建全景图像
显示的下牙槽神经管内神经走行分布,下牙槽神经行至回祥区分出
细小分支继续前行,进入下颌切牙区

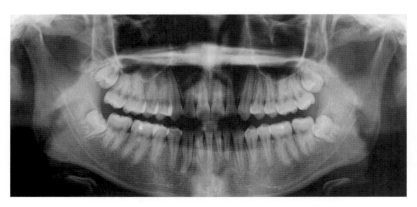

图 2-2-5　全景片
全景片显示双侧下颌神经管走行到前磨牙下方之后向后上形成回祥

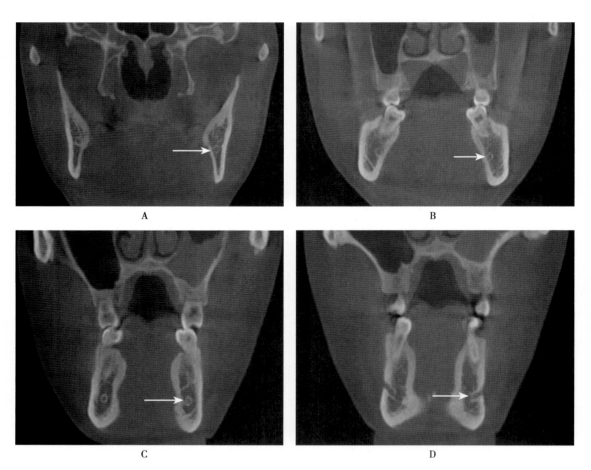

图 2-2-6　CBCT 冠状位
CBCT 冠状位图像(A ~ D)显示下牙槽神经管从下颌体从后向前走行,在后段
靠近舌侧骨皮质,往前行时逐渐靠近颊侧,最后开口于颏孔

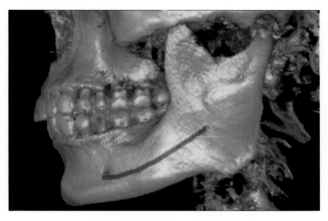

图 2-2-7 CBCT 下颌骨三维重建
下颌骨 CBCT 三维重建及神经管染色示下颌神经管从
下颌升支进入后斜向下走行开口于颏孔

在行下颌种植手术时应特别注意下颌管的解剖位置,如果损伤下牙槽神经可以造成麻木;如果损伤血管则可能造成出血甚至引起口底血肿威胁生命安全。

二、下颌神经管的变异

（一）下颌颏孔

用全景片很难发现下颌神经管的分支,随着 CBCT 的运用,现在能很轻易发现下颌双颏孔,其排列方式可以为上下各一个(图 2-2-8),也可以前后各一个(图 2-2-9)。在其他的文献或者病例中还有超过 2 个以上的颏孔,其排列也可以是前后水平状的排列。因此在行下颌种植手术时应注意是否存在颏孔变异,以便正确选择手术方式。

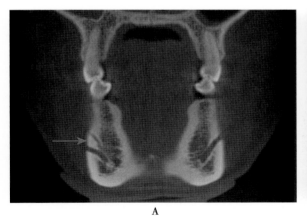

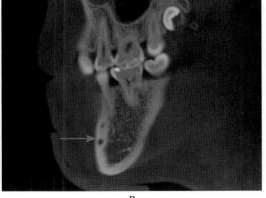

A   B

图 2-2-8 CBCT 冠状位及矢状位显示右侧下颌骨双颏孔呈上下位置排列
A. 冠状位;B. 矢状位

（二）神经管的分支

在另外一些病例中可见到下颌神经管在第三或者第一、二磨牙处可以出现分支,可能是为此处通过必要的血供和神经支配(图 2-2-10)。因此在此区域种植或者拔牙时应该特别注意,

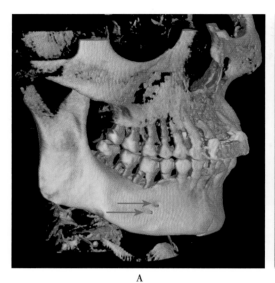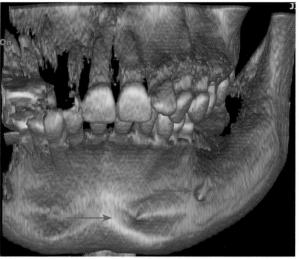

A   B

图2-2-9   CBCT三维重建图像
右侧下颌骨双颏孔开口位置呈前后向排列。A. 侧位片；B. 正位片

避免造成出血或者神经损伤可能性。

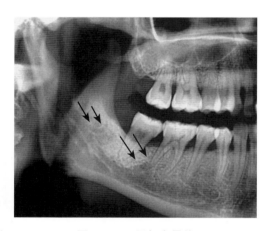

图2-2-10   局部全景片
全景片显示牙齿下牙槽神经管在
C8及C6下方的分支

（三）神经管走行方向

一般情况下神经管在颏孔开口都会形成回袢，但有些神经管没有形成回袢（图2-2-11），可以见到在回袢样结构的地方出现另外一支分支几乎以同样的大小粗细向前继续前行（图2-2-12），可以一直进入到前牙区，形成交叉丰富的血管网。有的还可以形成神经管向后行走，表现为两个神经管（图2-2-13、图2-2-14）。还有就是回袢向后延长，可以达到第一磨牙、甚至第二磨牙根尖下方（图2-2-15）。

（四）舌侧开口的神经管

神经管在向前行的过程中不仅在颏孔区的颊侧开口，而且在颏孔区的前份甚至在颏部唇侧形成开口（图2-2-16），在颏孔区的舌侧同样可以形成开口，向舌侧提供血供（图2-2-17、图2-2-18），所以经常可以在舌侧看见开口的状况。这种情况提示我们在做种植手术时，一定要了解下颌骨舌侧是否存在比较大的神经血管，避免口底血肿的发生。

（五）粗大的神经管

神经管可以有粗有细，粗大的神经管有时会超出我们常规的想象（图2-2-19）。所以当看见不能确定是否为神经管时，最好拍摄CBCT来进行确认（图2-2-20）。否则在种植手术时会有损伤下牙槽神经管的可能。

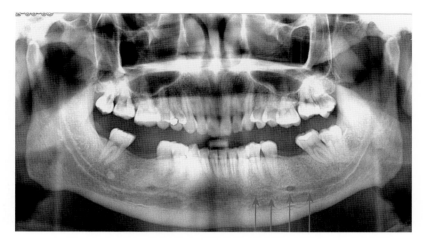

图 2-2-11　全景片

双侧下颌神经管并没有回祥，而是直接向前达颏部

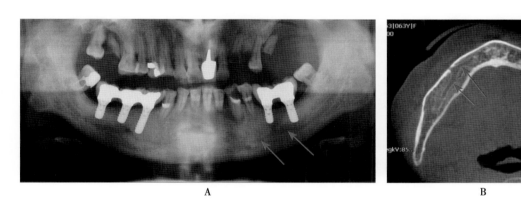

A　　　　　　　　　　　　　　　　B

图 2-2-12　全景片及 CBCT 水平位

A. 全景片示左侧下颌神经管有直立的回祥；B. CBCT 可以发现
下颌神经管以同样直径的管道向前走行

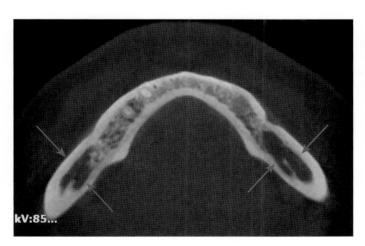

图 2-2-13　CBCT 水平位

CBCT 显示左侧下颌神经管有 2 层呈颊舌向排列

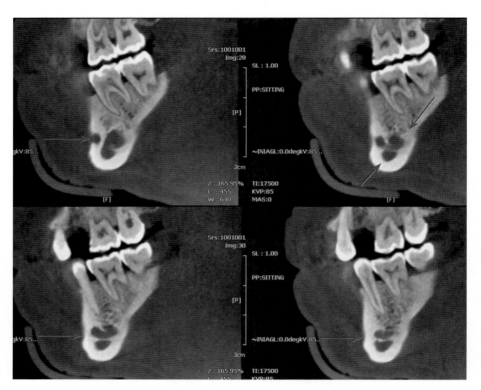

图 2-2-14　CBCT 矢状位(同一患者)
连续 1mm 的不同 4 个层面显示有 2 个神经管影像

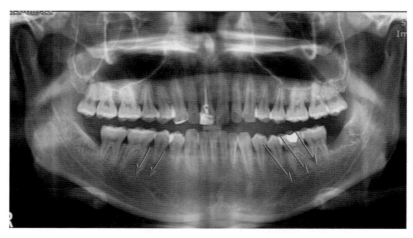

图 2-2-15　全景片
显示双侧下颌神经管颏孔回袢向后延长,左侧尤其明显甚至
达第一磨牙根尖区域

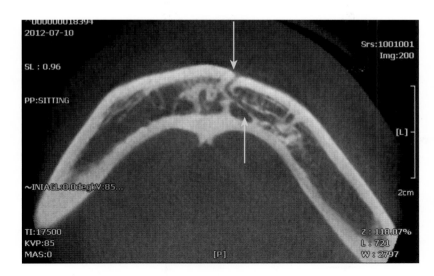

图 2-2-16　CBCT 水平位
显示唇侧的 1 个
神经管开口

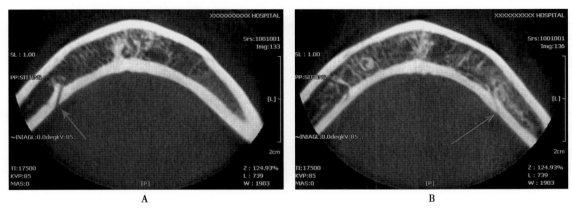

A　　　　　　　　　　　　　B

图 2-2-17　CBCT 水平位显示同一个患者双侧下颌舌侧的神经管开口
A. 右下颌舌侧的神经管开口；B. 下颌舌侧的神经管开口

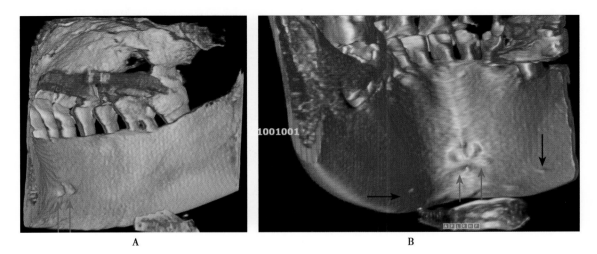

A　　　　　　　　　　　　　B

图 2-2-18　CBCT 三维重建
A. 显示舌侧的 2 个神经管开口；B. 显示颏部中份有多个开口影像

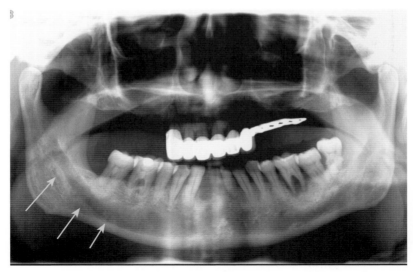

图 2-2-19   全景片

全景片显示双侧下牙槽神经管粗大

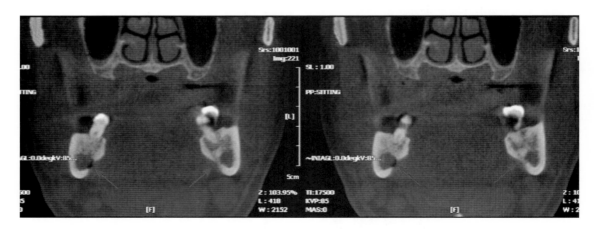

图 2-2-20   同一患者 CBCT 冠状位

冠状位层面显示双侧粗大下牙槽神经管走行

第三节   前牙区的解剖及变异

一、牙槽骨的形状

从 CBCT 的横断面可以看出,下颌牙槽骨的内外侧骨板为骨密度较高的密质骨。从矢状面看,下颌前牙区舌侧骨板比唇侧骨板厚。

前牙区牙槽骨形态比较复杂,有多种类型。可以分为下列几种:

1. 短粗型   下颌前牙区牙槽突比较低,矢状位显示牙槽突上部分比较粗短(图 2-3-1)。

2. 细小型   矢状位显示牙槽突较薄,形成上部较小、下部较大的细颈烧瓶样(图 2-3-2)。

3. 弯曲型   CBCT 矢状位显示颏结节上方稍内陷呈弓形(图 2-3-3)。

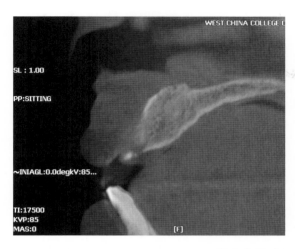

图 2-3-1　短粗型
此型牙槽骨位置较低,但唇
(颊)舌向骨量较多

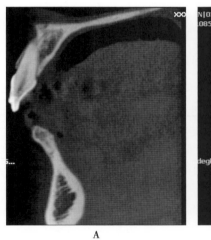

A

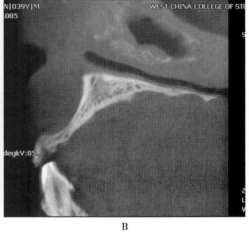

B

图 2-3-2　细小型
CBCT 矢状位显示牙槽骨骨质较薄,唇(颊)舌向骨量较多

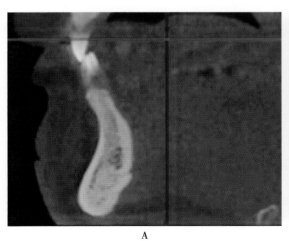

A

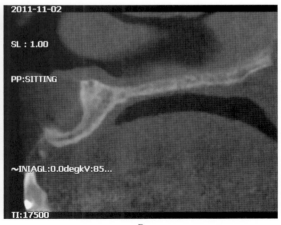

B

图 2-3-3　弯曲型
CBCT 矢状位可见牙槽骨中份弯曲,呈弓形

4. 薄片型　CBCT 矢状位显示牙槽骨呈片状,非常细薄(图 2-3-4)。

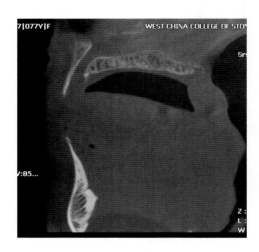

图 2-3-4　薄片型
CBCT 矢状位示上下颌牙槽骨吸收
明显呈片状,非常细薄

二、前牙区的血管

在下前牙区域实际上是一个非常复杂的血管管网系统,以前我们的认识是前牙区没有大的血管和神经,所以都会认为前牙区是一个安全的种植部位。但 CBCT 的出现和应用,发现前牙区实际上是存在很多的血管和神经,甚至非常粗大(图 2-3-5、图 2-3-6)。有些管道会有出口,即现在称为下颌正中管和下颌舌侧管,开口于舌侧,但不止一个,往往有多个开口,其位置高低不一,形状也各不相同(图 2-3-7 ~ 2-3-9)。上颌前牙区可能由于鼻腭管的存在,很难看见其他的血管神经的开口。

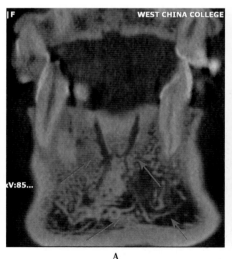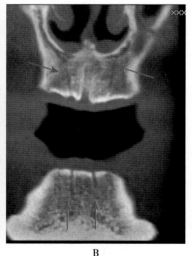

图 2-3-5　CBCT 冠状位
A. 下颌骨前牙区的粗大血管影像;B. 上、下颌骨前牙区的血管影像

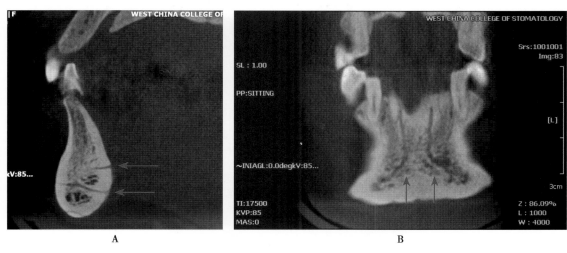

图 2-3-6　CBCT 矢状位及冠状位
显示下颌骨前牙区的粗大的血管及走行方向

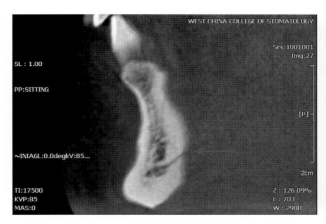

图 2-3-7　CBCT 矢状位
显示下颌骨前牙区的舌侧开口

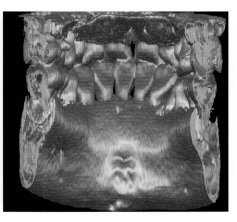

图 2-3-8　CBCT 3D 重建图
颌骨舌侧见多个开口

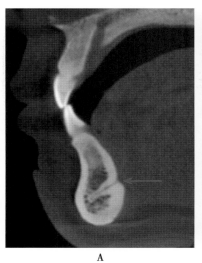

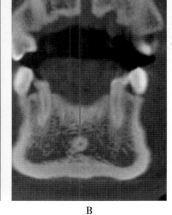

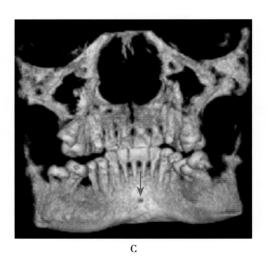

C

图 2-3-9   CBCT 矢状位、冠状位及三维重建图
A. 矢状位下颌骨下颌正中管；B. 冠状位下颌骨下颌正中管；
C. 舌侧三维重建下颌正中管影像

（王虎   任家银）

第三章

种植术前的影像学评价

第一节　前牙区种植影像学评价

前牙区种植可以分为骨量足够和骨量不足两种,当骨量足以容纳欲种植体的体积时,种植过程中几乎没有任何困难和风险存在。相反,当骨量不足甚至严重不足时,种植手术就会变得相对复杂或者十分复杂,需要植骨或者移植骨才能完成。

在正常情况下,其实每个人的牙槽骨厚度也是不一致的,但形态和功能的一致性决定了自身的牙齿可以和相应的牙槽骨有良好的匹配,再加上牙周膜的存在,即便是很薄的牙槽骨也能容纳牙根而行使相应的功能。前牙缺失后,牙槽骨的吸收会因为缺牙的时间长短、病变的程度、缺牙的原因以及人体本身的解剖状况等变得十分复杂,仅仅通过口腔的检查或者二维图片的检查很难了解前牙区牙槽骨的真实情况,比如有的患者在临床检查时见牙槽突区域的骨量还能够进行种植,但 CBCT 的进一步检查发现其牙槽骨中部仅仅只有 2～3mm 的骨量,对于牙种植就显得非常困难。所以前牙区种植前应该做好足够和必要的检查,做好术前准确的评估,以确定选择什么样的种植方式,达到最佳的治疗效果。

一、前牙区有足够骨量

首先在进行临床检查时,可以观察到缺牙区的宽度和厚度,用手指扪诊时前庭沟骨质没有明显的凹陷,这种情况可以拍摄牙片了解牙槽骨状况及与鼻腔的距离。由于牙片显示的范围有限,最好能够拍摄全景片了解邻近结构的情况(图 3-1-1 ～ 3-1-6),比如邻牙的情况、鼻腔底的距离,切牙孔的大小与位置等等,但由于全景 X 线机设计的原因,前牙区必然会受到颈椎、咽腔重叠的影响,常常显示的影像不是很清楚,而且前牙区的水平失真率变化较大,有时候可以看见种植体形状发生改变,所以必要时可常规拍摄 CBCT,以了解骨质高度、宽度以及骨质的密度的状况,有利于种植方案的确定以及植入角度的判断(图 3-1-7 ～ 3-1-9)。

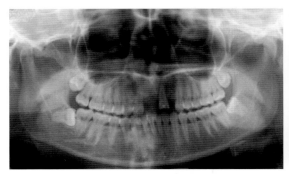

图 3-1-1　术前全景片
显示 A1B2 缺失

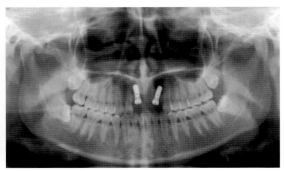

图 3-1-2　术后全景片
A1B2 种植术后

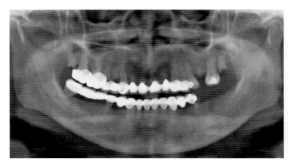

图 3-1-3　术前全景片

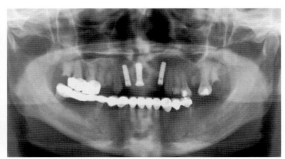

图 3-1-4　同一患者术后全景片

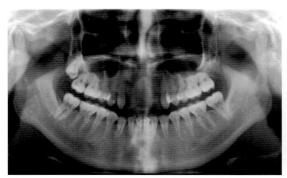

图 3-1-5　术前全景片

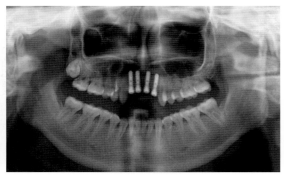

图 3-1-6　术后全景片

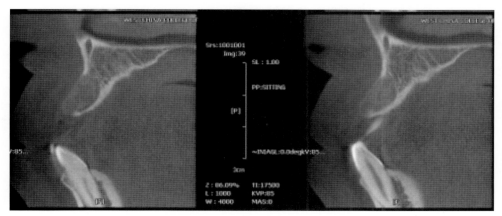

图 3-1-7　术前矢状位 CBCT 片
显示牙槽骨密度低,正在愈合中

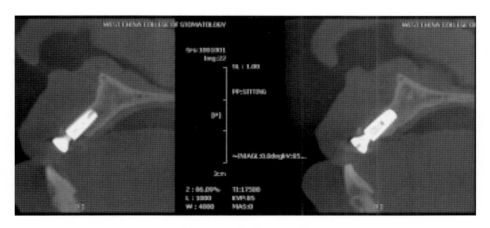

图 3-1-8　术后 CBCT 片
矢状位显示种植体植入 5 个月后 2 期修复前的状况

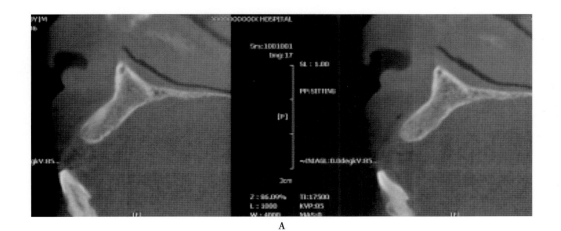

A

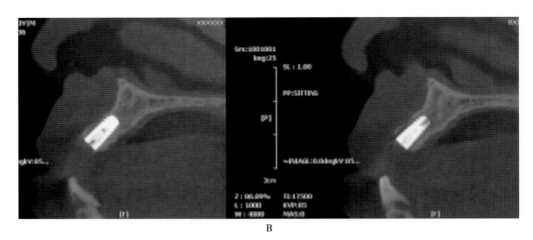

图 3-1-9　术前术后矢状位 CBCT 片
A. 牙槽骨密度及高度长度均好；B. 显示种植体植入后的位置及高度良好

在前牙区有时候可以肉眼见到有足够的骨量，但是其牙槽骨还处于愈合期，甚至有些是牙根的残留，牙槽骨不能正常的恢复，只有通过 CBCT 才能够清楚地显示。

二、前牙区骨量不够

在临床上常常发现前牙区存在骨量不足，年轻人及中年人患者中最常见的是牙槽骨厚度

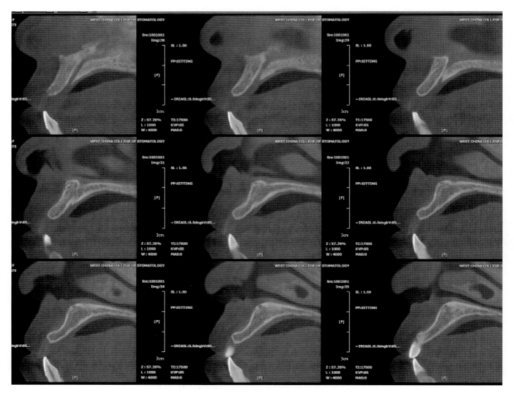

图 3-1-10　术前 CBCT 片
矢状位显示在不同的层面上颌前牙区的牙槽骨形状不一致

不足,或者是形状明显变形,造成骨量不足,影响种植体植入的路径。同一个患者前牙区的牙槽骨在不同的位置层面其牙槽骨形状也不一致(图3-1-10、图3-1-11);有些前牙区牙槽骨改变不规则(图3-1-12~3-1-15);在缺牙时间较长的前牙区牙槽骨的高度也会呈现不足(图3-1-16、图3-1-17)。对于高度的判断是十分重要的,如果发生误差,就可能出现在一些报道中见到的种植体突入鼻腔的情况。同时还有一个重要的结构就是切牙孔,其内有神经和血管穿过。应该尽量避免造成切牙孔的损伤。

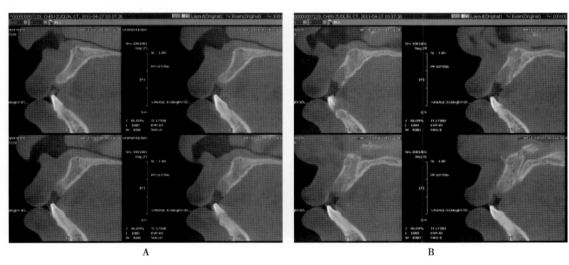

图 3-1-11　术前 CBCT 片
矢状位显示在不同的层面上颌前牙区的牙槽骨形状不一致,牙槽窝未完全恢复

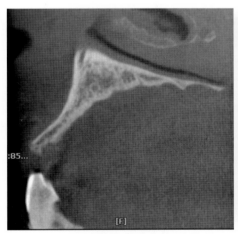

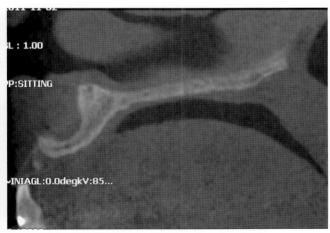

图 3-1-12　术前 CBCT 片
矢状位显示上颌前牙区的
牙槽骨形状细小

图 3-1-13　术前 CBCT 片
矢状位显示上颌前牙区的
牙槽骨形状极度弯曲

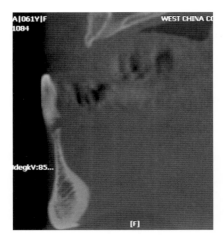

图 3-1-14　术前 CBCT 片
矢状位显示在下颌前牙区的牙槽骨形状
非常细,上颌前牙区的牙槽骨高度不足

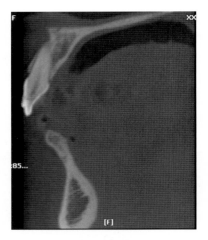

图 3-1-15　术前 CBCT 片
矢状位显示下颌前牙区的牙槽骨形状
细小而且中份骨质较致密

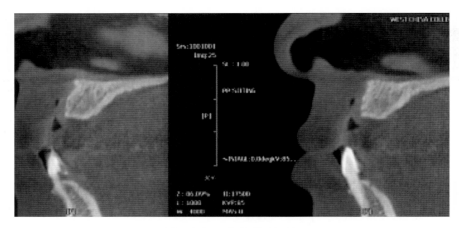

图 3-1-16　术前 CBCT 片
矢状位显示在上颌前牙区的牙槽骨高度明显不足

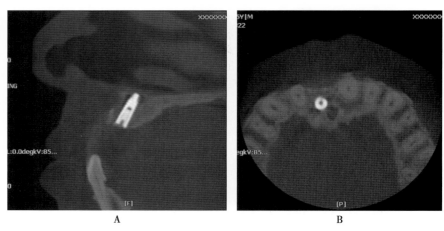

A   B

图 3-1-17　术后 CBCT 片
A. 矢状位显示植入后种植体的状况;B. 水平位显示种植体偏腭侧

种植前通过检查发现骨量明显不足时,尤其是通过 CBCT 了解了缺损骨质的多少以及缺损的部位,就可以选择不同的手术方法来获得足够的适合种植体生长的骨量(图 3-1-18 ~ 3-1-20)。

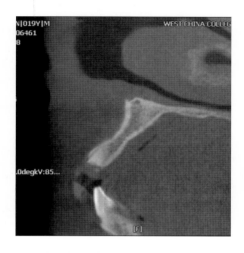

图 3-1-18 矢状位前牙区种植术前唇侧
骨量明显不足,还有一个残根影像

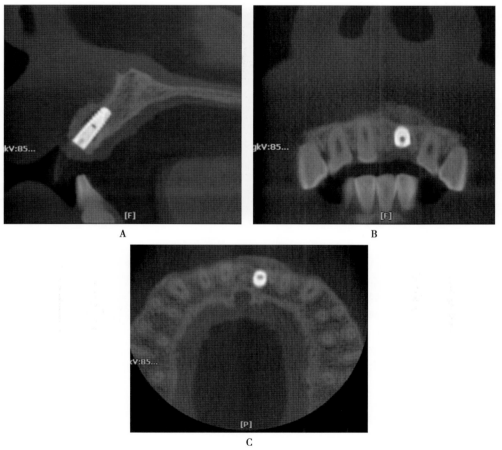

图 3-1-19 同一患者前牙区即刻种植拔除残根唇侧植骨及种植术后矢状位、
冠状位及水平位可以清楚看见植入骨情况
A. 矢状位;B. 冠状位;C. 水平位

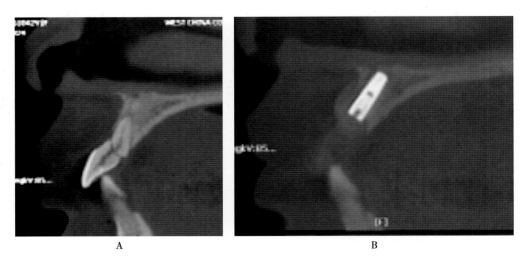

A   B

图 3-1-20   前牙区牙折后即刻拔除牙后植入种植体
A. 可见前牙牙折明显；B. 即刻拔除牙后植入种植体，唇侧植入骨粉

在牙槽骨骨量明显不足时，可以先行植骨术（图 3-1-21～3-1-26），等植入骨与牙槽骨生长愈合完成，再行 2 期手术进行种植体的植入。

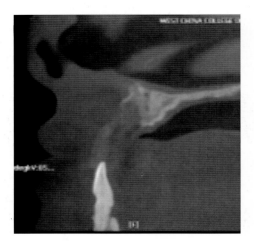

图 3-1-21   术前 CBCT 片
矢状位显示在上颌前牙区的
牙槽骨高度明显不足

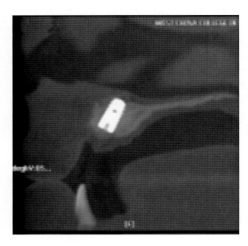

图 3-1-22   术后 CBCT 片
矢状位显示植骨后种植体植入，
唇侧有明显植入骨影像

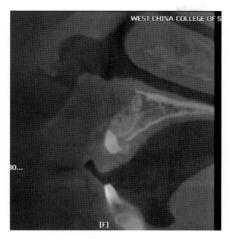

图 3-1-23　植骨术后 CBCT 片
矢状位显示在上颌前牙区的牙槽骨
植骨术后的一个层面

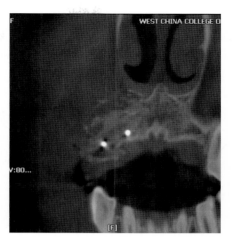

图 3-1-24　植骨术后 CBCT 片
冠状位显示在上颌前牙区牙槽骨植骨术后，
高密度影为固定骨块的螺钉

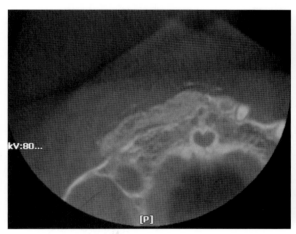

图 3-1-25　植骨术后 CBCT 片
水平位显示在上颌前牙区的牙槽
骨植骨术后的一个层面

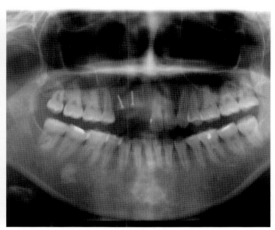

图 3-1-26　植骨术后全景片
全景片显示在上颌前牙区的牙槽
骨植骨术后螺钉固定情况

（王虎　李娜）

第二节　后牙区种植影像学评价

一、根据 CBCT 影像对于上颌窦形态的分类及种植手术相关性思考

上颌窦是位于上颌骨体内锥体形的腔隙，可分为尖、基底部和前、后、上、下壁，窦腔大小不等，左、右两侧常不对称或大小不等。

1. 上颌窦形态的分类　在 CBCT 图像上，可以从冠状面、矢状面、轴面以及三维重建出来的图像上多角度、多层面的观察和比较上颌窦的形态。上颌窦的下壁与上颌后牙紧邻，通常覆盖了上颌第一前磨牙到第三磨牙区域。在三维重建的图像上，根据上颌窦下壁的形态不同可以将上颌窦分为六种类型。第一类:下壁在上颌前磨牙和磨牙之间平坦;第二类和第三类:下壁比上壁窄,第二类的上颌窦下壁在磨牙区域平坦,第三类的上颌窦下壁倾斜;第四类和第五类:下壁在上颌第二前磨牙和磨牙之间分别表现为较圆滑和较锐的转角;第六类:上颌窦下壁较上壁宽阔(3-2-1)。

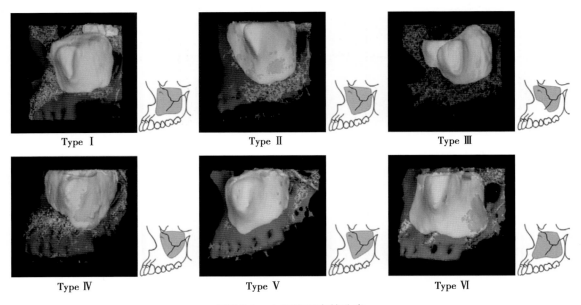

Type Ⅰ Type Ⅱ Type Ⅲ

Type Ⅳ Type Ⅴ Type Ⅵ

图3-2-1 上颌窦形态的分类

　　上颌窦在不同牙位不同的 CBCT 截面上也表现为不同的形态。冠状面上,上颌窦在前磨牙区域表现为近似以下壁为尖上壁为底的倒三角形(图3-2-2),在磨牙区则上下壁宽度相差不大,近似不规则的长方形(图3-2-3)。矢状面上,上颌窦上壁较下壁宽,近似一个倒置的梯形(图3-2-4)。轴面上,可以观察到上颌窦的前外壁、后外壁以及内侧壁,上颌窦腔近似此三个壁构成的一个不规则三角形(图3-2-5)。

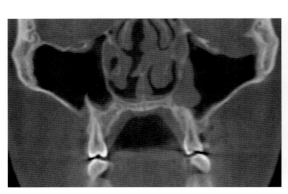

图3-2-2 冠状位
上颌窦在前磨牙区的形状

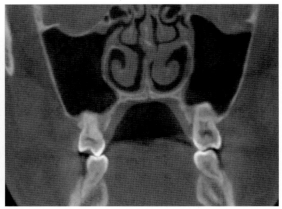

图3-2-3 冠状位
上颌窦在前磨牙区的形状

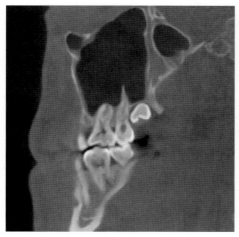
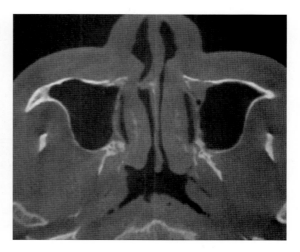

图 3-2-4　矢状位上颌窦在磨牙区的形状　　　　　图 3-2-5　水平位上颌窦形状

在三维重建的 VR 图像与 x、y、z 三个方向的图像上，根据与上颌窦提升相关的 11 个解剖参数对上颌窦进行分类。在 CBCT 的图像上可以通过观察上颌窦形态，确定上颌窦底至牙槽骨嵴的距离（图 3-2-6）、牙槽骨嵴宽度（图 3-2-7）、上颌窦内壁的近远心距离（图 3-2-8）、上颌窦宽度（图 3-2-9）、上颌窦内分隔（图 3-2-10）、骨壁的厚度（图 3-2-11）等，然后分析这些参数对上颌窦进行分类；还可以观察上颌窦底线（图 3-2-12）、骨壁的血管（图 3-2-13）、上颌窦黏膜肥大（图 3-2-14）、相邻牙根尖位置（图 3-2-15）、相邻牙根尖病变（图 3-2-16）等形态特点对上颌窦进行分类。根据这些参数做出上颌窦形态的分类，在很大程度上方便了临床医师在上颌窦提升术前对手术方法的选择。

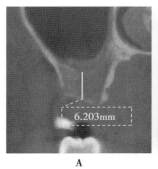
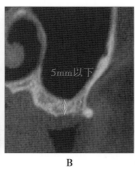
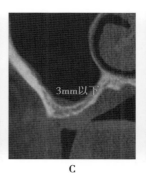
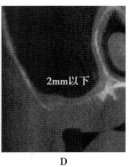

A　　　　　　　　B　　　　　　　　C　　　　　　　　D

图 3-2-6　上颌窦底至牙槽骨嵴的距离
A. 距离大于 6mm；B. 距离大于 3mm，小于 5mm；C. 距离大于 2mm，
小于 3mm；D. 距离小于 2mm

2. 上颌后牙区的解剖与手术方法的相关性思考　上颌后牙区骨量不足对种植修复应用的限制，主要与牙缺失后牙槽骨吸收和萎缩、上颌窦腔进一步气化使窦底位置过低等有关。种植体难以取得初期稳定性，植入时极易穿破上颌窦黏膜进入窦腔，引起感染，导致种植失败。Tatum 在 20 世纪 80 年代中期就提出了用上颌窦提升术来解决上颌后牙区行牙种植时骨量不足的问题。上颌窦提升时常在提升的上颌窦底和上颌窦黏膜之间的空间植入骨移植材料，使

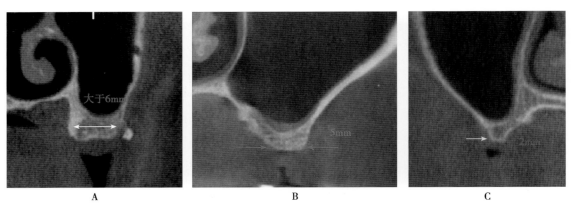

图 3-2-7   牙槽骨宽度
A. 宽度大于 6mm；B. 宽度大于 2mm，小于 5mm；C. 宽度小于 2mm

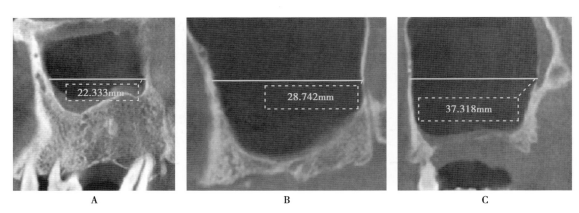

图 3-2-8   矢状位可以了解上颌窦前后距离
A. 上颌窦前后距离；B. 上颌窦前后距离；
C. 上颌窦前后距离

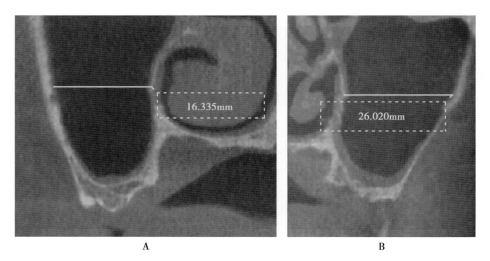

图 3-2-9   冠状位确定上颌窦宽度
A. 上颌窦宽度；B. 上颌窦宽度

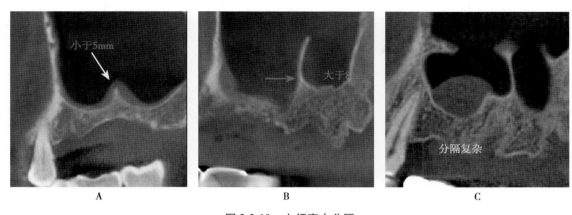

图 3-2-10　上颌窦内分隔

A. 上颌窦内分隔小于 5mm；B. 上颌窦内分隔大于 5mm；C. 上颌窦内分隔情况复杂

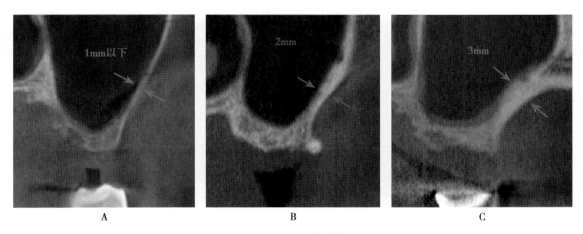

图 3-2-11　上颌窦骨壁的厚度

A. 上颌窦骨壁的厚度小于 1mm；B. 上颌窦骨壁的厚度为 1~2.5mm；
C. 上颌窦骨壁的厚度大于 2.5mm

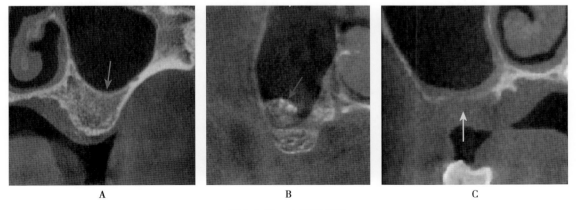

图 3-2-12　上颌窦底线

A. 上颌窦底线清晰；B. 上颌窦内存在特殊钙化物；C. 上颌窦底线不连续

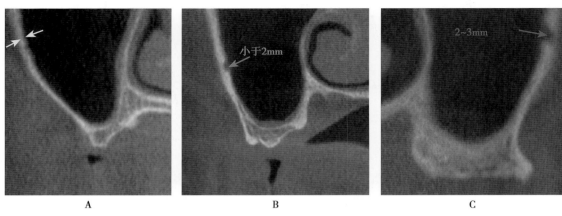

图 3-2-13　上颌窦骨壁的血管
A. 上颌窦骨壁的血管较小；B. 上颌窦骨壁的血管直径小于 2mm；
C. 上颌窦骨壁的血管直径 2～3mm

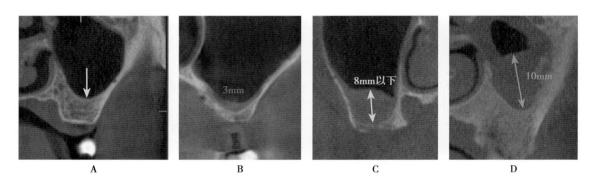

图 3-2-14　上颌窦黏膜改变
A. 上颌窦黏膜厚度正常；B. 上颌窦黏膜厚度约 3mm；C. 上颌窦黏膜厚度大于 3mm，
小于 8mm；D. 上颌窦黏膜厚度大于 8mm

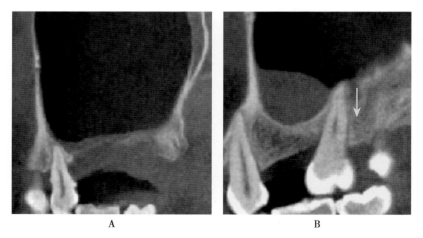

图 3-2-15　相邻牙根尖位置
A. 上颌窦内不见有根尖突出；B. 根尖突入窦内 2mm

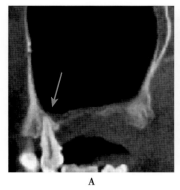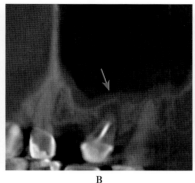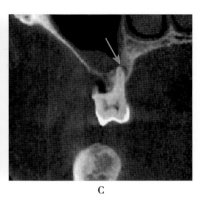

图 3-2-16　相邻牙根尖病变

A. 相邻牙根无病变；B. 相邻牙根尖病变距离上颌窦底小于 2mm；

C. 相邻牙根尖病变与上颌窦相通

得上颌窦底至牙槽嵴顶的垂直骨量增加。通常情况下，当上颌窦底至牙槽骨嵴间的距离小于 5mm 左右时，往往需行上颌窦底提升术后才能植入种植体。

上颌窦提升的手术方式主要有两类，包括上颌窦内提升术和上颌窦外提升术。上颌窦内提升术是通过曲面断层片或颌骨 CBCT 检查首先精确确定牙槽嵴至上颌窦底的距离，在种植过程中用环形钻制备种植窝，当钻至接近上颌窦底时，敲击预备种植窝所得的柱形骨块并使其与上颌窦底黏膜一并抬起，所形成的空间任由血液充盈或植入成骨材料。上颌窦内提升术适用于上颌窦底到牙槽骨嵴之间的垂直距离大于 5mm 而小于 10mm 者，尤其适用于上颌后牙单颗牙缺失者。内提升使手术简化，给患者造成的创伤也较小，但上颌窦提升高度有限，而且由于是在盲视下手术，窦黏膜若损伤不易发现。

而上颌窦外提升术是在上颌窦侧壁开窗，直视下将上颌窦底黏膜剥离并向上、向内推，在上颌窦底黏膜和上颌窦底之间植入或不植入（提升高度较小）骨移植材料，以增加上颌窦底至牙槽嵴的骨量。上颌窦外提升术可分为同期种植体植入和延期种植体植入（二步法植入），上颌窦底提升植骨术后是同期或延期种植，学者们的观点不一。一般认为，术前使用 X 线检查测量上颌窦底剩余牙槽骨的高度对于选择植骨方式和种植方式有重要意义。Pjetursson BE 等认为术前牙槽嵴高度≥5mm 即可获得足够的初期稳定性，可行同期种植。国内学者认为，上颌窦底提升植骨后同期植入种植体的方法减少了手术次数，节省时间（缩短疗程），且能够使植骨块较早接受刺激，从而减少吸收。选择该方法的首要条件是保证种植体的初期稳定性，否则应考虑先进行上颌窦底提升植骨术后，二期再植入种植体（通常在植骨 4~6 个月后），以保证种植体获得良好的初期稳定性。

上颌窦外提升术通常适用于连续多颗上颌后牙缺失、牙槽嵴极度萎缩、上颌窦底到牙槽嵴之间的垂直距离不足 5mm 者。上颌窦外提升可在直视下进行操作，窦黏膜损伤易处理，提升的上颌窦底高度较大、容易控制，但手术范围较广、损伤较大。采用上颌窦外提升术进行垂直骨增量是一种很有效的手术方式，是目前临床解决上颌后牙区骨量不足种植修复的常规方法。

对于不同的上颌窦形态大小，其手术方式也有区别。当上颌窦前后距离过长（大于平均值 32mm）时，如果只作一处开窗则难以确认手术视野，器械操作难度增加，窦黏膜的剥离推高也较困难，所以最好做 2~3 处开窗。而上颌窦的宽度较小时（小于平均值 21.7mm）很容易确认鼻腔侧黏膜的剥离，宽度较大加上牙槽骨吸收严重时，开窗部位较靠上方，鼻腔侧的剥离就比较困难，手术难度增加。因此，上颌窦提升术前确认上颌窦的形态大小对手术方式的选择是很有帮助的,尤其是对上颌窦外提升术的具体实施方案的影响。

二、与上颌窦相关的影像学分类及其参考评价

1. 牙槽骨高度的评价-上颌窦底至牙槽骨嵴的距离　在冠状位上我们可以根据上颌窦底至牙槽骨嵴的距离进行初步的分类,只是适合于一般的情况,对于经验丰富的医师可以根据自己的经验来决定采取何种手术方式。上颌窦底到牙槽骨嵴距离大于5mm,可行上颌窦内提升术或上颌窦外提升术同期植入种植体,3~5mm,应采取外提升并延期植入种植体,2mm以下属于非适应症(表3-2-1)。

表 3-2-1　不同上颌窦底至牙槽骨嵴的距离所采用的手术方法

上颌窦底到牙槽骨嵴的距离	大于5mm	3~5mm	小于2mm
手术方法	上颌窦内提升术或上颌窦外提升术同期植入种植体	上颌窦外提升术并延期植入种植体	难度大

2. 牙槽骨嵴宽度　牙槽骨嵴宽度大于6mm,不需做引导骨组织再生(guided bone regeneration,GBR),可同期植入种植体,3~5mm,需做GBR同期植入种植体,2mm以下,需做GBR延期植入种植体(表3-2-2)。

表 3-2-2　不同牙槽骨宽度所采用的手术方法

牙槽骨宽度	大于6mm	3~5mm	小于2mm
手术方法	不需做引导骨组织再生可同期植入种植体;3~5mm	需做GBR同期植入种植体	需做GBR延期植入种植体

3. 上颌窦内壁的近远心距离-前后向　上颌窦前后距离的长短是否会影响到种植手术还有待于探讨。有学者认为上颌窦前后距离过长,仅开一窗难以确认手术视野,黏膜剥离推高也较困难,所以需要做2~3处开窗。以上述测量平面测得的平均值32mm来决定,大于32mm做2~3处开窗,小于32mm做一处开窗(表3-2-3)。

表 3-2-3　不同上颌窦前后距离采用的手术方法

上颌窦前后心距离	大于32mm	小于32mm
手术方法	做2~3处开窗	做1处开窗

4. 上颌窦宽度-左右向　有学者认为上颌窦宽度较小时很容易确认鼻腔侧黏膜的剥离,宽度较大加上牙槽骨吸收严重时,开窗部位较靠上方,鼻腔侧的剥离比较困难,以上述上颌窦宽度平均值21.7mm来决定难易程度,小于21.7mm相对容易,大于21.7mm则较难。

5. 上颌窦内分隔　上颌窦内存在分隔可能增加手术的难度和风险,存在较大的分隔时需在分隔两侧分别开窗。分隔小于5mm,不宜分辨,应留意,大于8mm,适宜在分隔近远中各开一窗,存在复杂分隔时黏膜剥离困难。

6. 骨壁厚度　开窗骨壁厚度在1~2.5mm时,上颌窦黏膜比较不容易穿孔,骨壁厚度小于1mm时,放回后不稳定,宜将骨壁一起推高。骨壁厚度大于2.5mm时不易分辨窦黏膜,容易造成穿孔(见图3-2-11)。

7. 上颌窦底线　上颌窦底线清晰明显(见图 3-2-12A),一般手术处置即可;窦内存在复杂形态钙化物(见图 3-2-12B),开窗设计需特别注意;窦黏膜与牙槽黏膜相通(见图 3-2-12C)则剥离困难。

8. 骨壁的血管　开窗骨壁有上牙槽动脉及分支分布走行时,应确认其走行位置及大小,不适合将骨壁一起提升,适合将骨壁剥离后再将骨壁放回开窗处,开窗时需注意不要伤及血管(见图 3-2-13)。

9. 上颌窦黏膜　正常上颌窦黏膜厚度小于 1mm,一般在 CT 扫描中不可见。上颌窦黏膜有增厚肥大时则容易造成术后感染,但并非禁忌证。可能原因是由于过敏、吸烟等引起的炎症反应,也可能是牙源性因素引起的上颌窦黏膜局限性增厚。当上颌窦黏膜无肥大时可行一般手术即可。黏膜增厚 3～8mm 时剥离困难,黏膜增厚超过 8mm,并且占据窦腔 1/3～1/2,则属于要区别是上颌窦积液还是黏膜增厚(见图 3-2-14)。此外,当上颌窦内可以看见息肉形成或囊肿等占位性病变时,最好先行清除病变组织,必要时可请耳鼻喉科医师会诊,通过上颌窦内镜检查并在内镜配合下行病变组织切除手术,根据术后情况再进行下一阶段上颌窦提升手术。上颌窦黏膜有肥大时可能容易造成术后感染。

10. 相邻牙根尖位置　上颌窦黏膜与牙根尖之间有牙槽骨存在时,窦黏膜剥离是可能的,如果没有牙槽骨存在则很难进行剥离,如果有 1/3 以上突出于上颌窦内,则沿着整个牙根进行剥离是很困难的,此时只能在增高部位进行剥离(见图 3-2-15)。

11. 相邻牙根尖病变　上颌窦增高位置相邻的牙齿若有根尖病变存在,需要判断病变与上颌窦黏膜之间的位置关系,相邻牙齿的根尖病变必须在术前进行治疗,若与上颌窦相交通,又无法完全治愈,则要慎重考虑。相邻牙根尖无病变存在(见图 3-2-16A),相邻牙根尖病变距离窦底不到 2mm(见图 3-2-16B),相邻牙根尖病变与窦内相通引起上颌窦炎症(见图 3-2-16C)。

日本学者利用 CBCT 根据上颌窦形态、牙槽骨嵴状况、上颌窦黏膜等进行分类,以此作为选择上颌窦提升术的方式和判断难易程度的依据,分类方法十分详尽,但是我们认为该分类方法过于繁复,涉及内容太多,在临床实践中的实际应用受到限制。我们的分类方法包含了上颌窦提升术相关的 11 个解剖特点,并且逐一按照不同情况进行详细分类,分析手术方法及其难易程度,为临床医师实施上颌窦提升术提供一个参考,此分类方法更容易为临床医师所掌握。

(李明霞　王璟)

第三节　上颌窦异常状况的种植评价

关于上颌窦内的囊肿和黏膜增厚、积液是一直困扰着临床医师的问题,由于以前没有 CBCT,多数的医师都是依靠牙片或者曲面体层片来判断,其准确性受到严重的影响。随着 CBCT 的应用,医师们已经开始重视上颌窦的状况,术前或者术后的检查成为了常规检查的方法。术前上颌窦清晰,窦壁完整,术后出现的囊肿和积液是什么性质,需不需要处理,积液能否自行吸收,是黏液囊肿还是其他囊肿,如何区别是黏膜增厚还是积液等问题都是在临床上常常遇到的;还有的是术前检查就发现上颌窦内有积液存在,到底是什么东西,能否进行种植,术后可不可以正常恢复,这些问题都需要在临床中找到答案。

一、上颌窦黏液囊肿

在上颌窦里面常常可以看见呈半球样的软组织影像,可以单独发生(图 3-3-1),也可以在一侧上颌窦内发生多个,位置不定,可以在侧方、上方、后方、下方等位置发现,双侧上颌窦也可以同时发生;也可以看见一侧上颌窦内是积液或者黏膜增厚,另外一侧是发生黏液囊肿,但与种植相关的多为发生于下方的黏液囊肿。黏液囊肿可大可小,以小的居多,偶尔也能看见长得很大(图3-3-2～3-3-4)。在上颌窦提升术时可能会有一定的影响。如果不想影响到上颌窦内的黏液囊肿,也可以选择短种植体来种植,不一定非要做上颌窦提升术(图3-3-5、图3-3-6)。

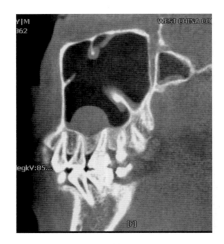

图 3-3-1　矢状位显示上颌窦内黏液囊肿

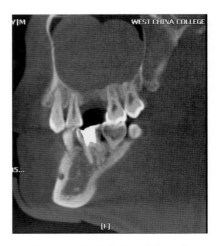

图 3-3-2　矢状位显示上颌窦内较大的黏液囊肿

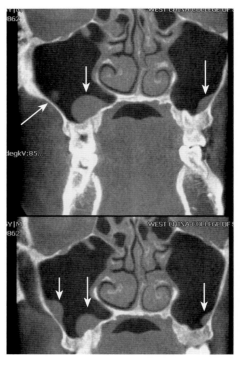

图 3-3-3　上颌窦多个黏液囊肿

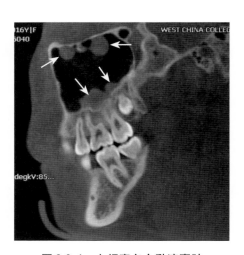

图 3-3-4　上颌窦多个黏液囊肿

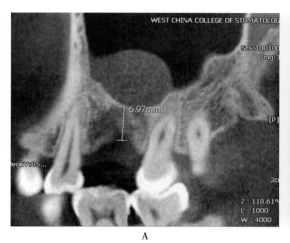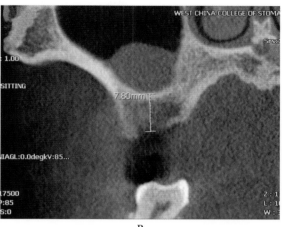

图 3-3-5 CBCT 术前测量,上颌窦内见黏液囊肿征象
A. 矢状位;B. 冠状位

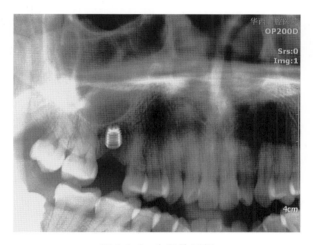

图 3-3-6 全景片局部
短种植体植入术后,恰好位于上颌窦底,
未影响到上颌窦内的黏液囊肿

二、上颌窦黏膜增厚

上颌窦黏膜由于炎症等因素的刺激会发生增生而有不同程度的增厚,有学者研究认为黏膜的厚度超过 8mm 时就不适合种植手术。在临床实践中我们常常可以看见在不同的黏膜增厚下有种植植入的情况。上颌窦腔体积较大,而黏膜很薄时上颌窦提升术时容易形成穿孔,相反黏膜增厚以后则不容易穿孔。黏膜增厚和上颌窦积液从影像上应该是有区别的,一般来说,黏膜增厚是沿着上颌窦壁形成比较均匀的类似条状的软组织影,但其厚度不一(图 3-3-7~3-3-10);而上颌窦积液则是往往可以看见液平面存在,还可以伴随气泡形成,是由于体位的不断改变而形成液气混合的特殊征象。有些情况下由于牙根区域上颌窦底骨质破坏形成口腔-上颌窦瘘,脓液从牙槽骨溢出而形成凹陷状的改变(图 3-3-11),图像上看起来像黏膜增厚,要注意区分。

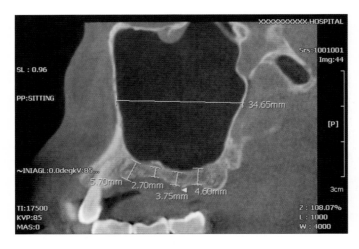

图 3-3-7   上颌窦腔较大,窦内黏膜薄,牙槽骨高度明显不足,如果做上颌窦外提升术,容易造成剥离黏膜时的破裂

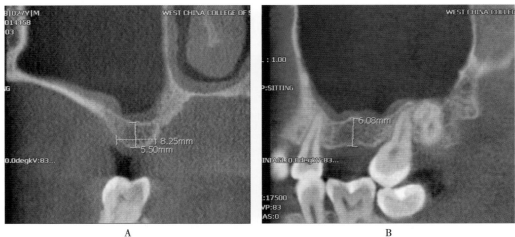

A   B

图 3-3-8   黏膜增厚,可以直接行上颌窦内提升术
A. 冠状位;B. 矢状位

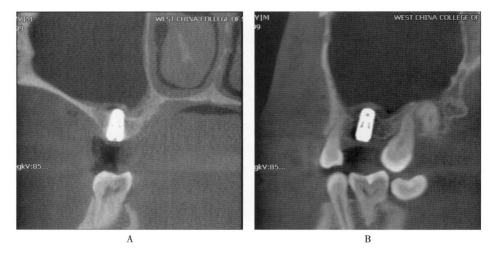

A   B

图 3-3-9   同一患者上颌窦内提升术后
A. 冠状位;B. 矢状位

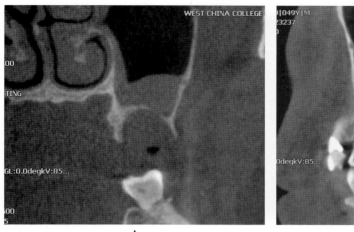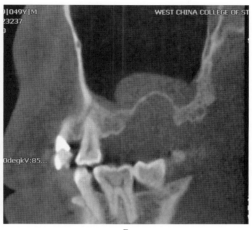

图 3-3-10　显示上颌窦黏膜增厚明显,牙槽骨明显不足

A. 冠状位;B. 矢状位

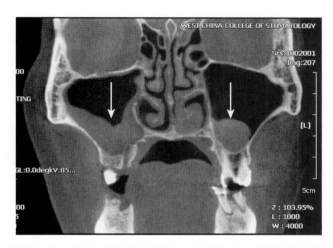

图 3-3-11　右侧上颌窦积液口腔上颌窦瘘,左上颌窦黏液囊肿

三、上颌窦术前发现已经有积液

在临床工作中,我们发现通过 CBCT 可以看见术前有些患者的上颌窦内有上颌窦昏暗、液平面存在,这种情况就要求我们临床医师准确判断这种积液的性质,到底是什么东西,脓液还是血液? 可不可以进行种植? 我们认为,当上颌窦有液平面出现时,应当询问患者的过去史,排除肿瘤性疾病的可能,确定是上颌窦炎性积液后建议患者去做相关的上颌窦腔手术,待恢复后再进行种植手术(图 3-3-12～3-3-15)。否则当植入种植体以后,相当于种植体浸泡于脓液中,存在一定的风险。临床上也可以通过 CBCT 检查后发现有积液,骨量允许做短种植体植入而不会影响到上颌窦(图 3-3-16)。全景片往往不能看见上颌窦内的情况,如果不仔细去判别或者进一步检查,容易误诊(图 3-3-17、图 3-3-18、图 3-3-19),所以最好使用 CBCT 对于上颌窦进行常规的检查(图 3-3-20、图 3-3-21)。

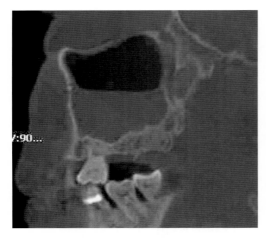

图 3-3-12 矢状位显示左侧上颌窦积液
有液平面存在

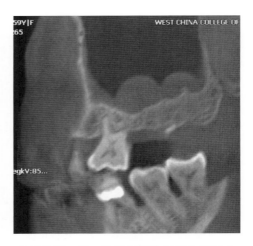

图 3-3-13 同一患者矢状位显示上颌窦术
后液平面消失,呈波浪状的增厚黏膜征象

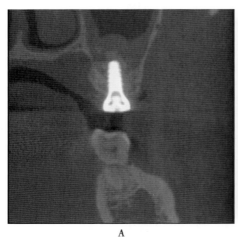

A

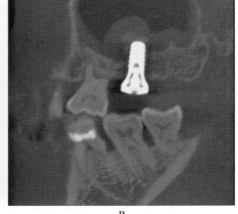

B

图 3-3-14 同一患者上颌窦提升术后
A. 冠状位;B. 矢状位

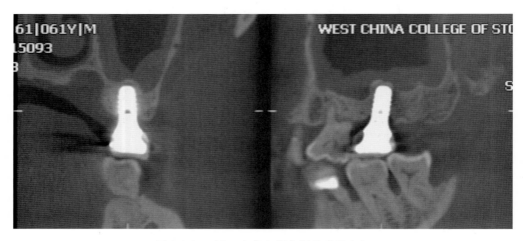

图 3-3-15 同一患者上颌窦提升术后 2 年
见原来波浪状的黏膜明显变平

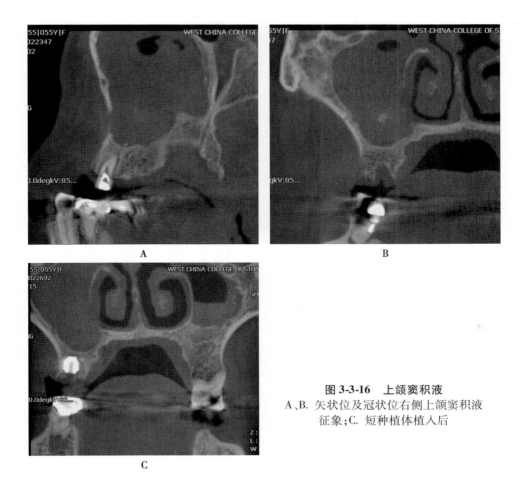

图 3-3-16 上颌窦积液
A、B. 矢状位及冠状位右侧上颌窦积液
征象;C. 短种植体植入后

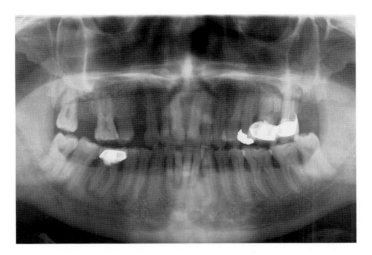

图 3-3-17 种植术前全景片检查,上颌窦底影像清楚,A4 牙槽骨
密度低,无法知道上颌窦内的情况

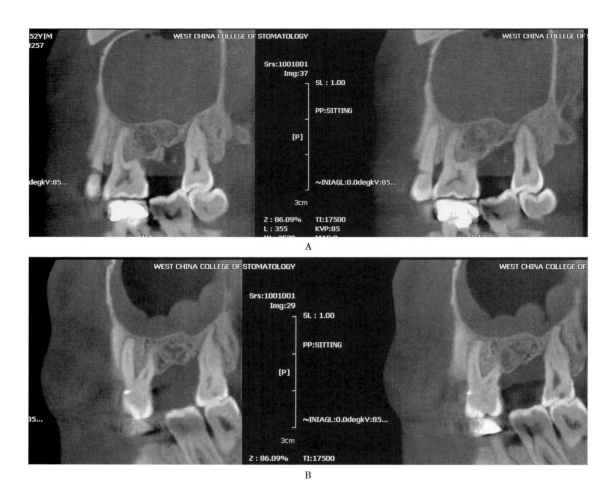

图 3-3-18　上颌窦积液
A. 种植前 CBCT 显示上颌窦大量积液；B. 上颌窦术后

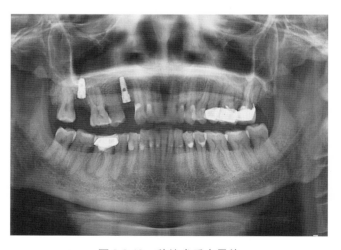

图 3-3-19　种植术后全景片

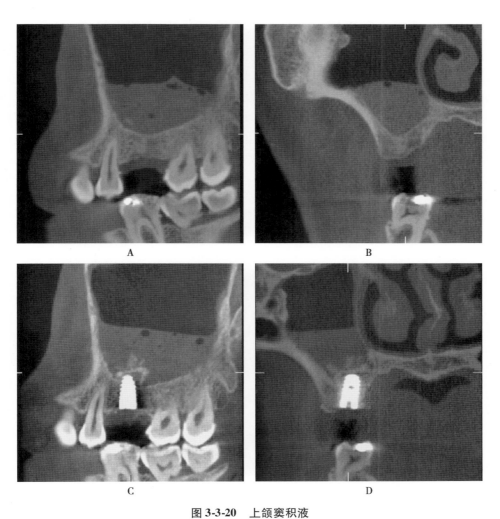

A　　　　　　　　　　　B

C　　　　　　　　　　　D

图 3-3-20　上颌窦积液

A、B. 矢状位及冠状位右侧上颌窦积液（脓液），液气混合征象；C、D. 上颌窦
提升术后种植体植入情况，由于脓液黏稠，骨粉分散程度较小

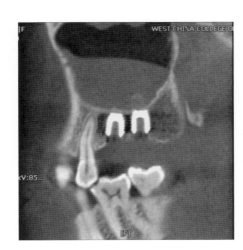

图 3-3-21　上颌窦积液

用短种植体植入，仍然见积液内有
少量的骨粉浮起征象

四、上颌窦术前没有积液征象，术后出现积液征象

术前 CBCT 显示上颌窦清晰，没有任何的积液征象，而种植术后在上颌窦发生了明显的积液，有明显的液气征象，甚至还出现丝网状的影像，有时可以看见植入的骨粉分散于积液中，这是典型的上颌窦内出血。一旦发生这种情况，及时防止感染是非常重要的。能够防止或者控制住感染，上颌窦内出血常常可以随着时间的推移逐渐吸收（图 3-3-22、图 3-3-23），在我们的临床实践中发现，上颌窦的出血造成的积液征象在 6 个月以后的 CBCT 检查发现积液基本完全消失（图 3-3-24 ~ 3-3-29）。

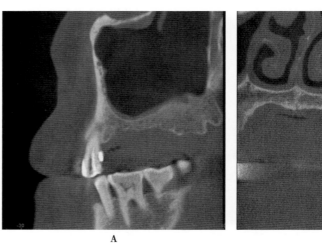

A　　　　　　　　　　　　　　　B

图 3-3-22　CBCT 种植术前显示上颌窦没有积液征象
A. 矢状位；B. 冠状位

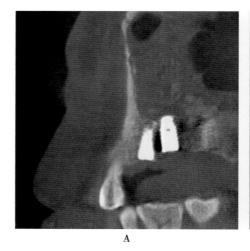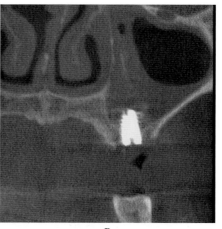

A　　　　　　　　　　　　　　　B

图 3-3-23　同一患者术后 CBCT 显示上颌窦明显积液征象，
植入的骨粉分散于液体中
A. 矢状位；B. 冠状位

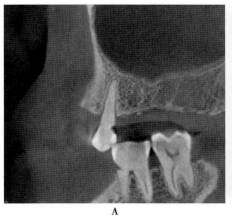
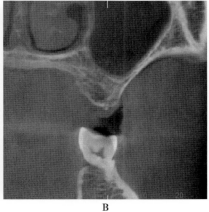

A　　　　　　　　　　　　B

图 3-3-24　上颌窦提升术前上颌窦清晰
A. 矢状位；B. 冠状位

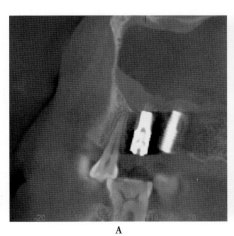
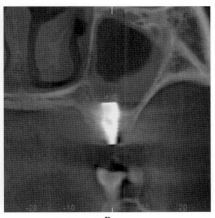

A　　　　　　　　　　　　B

图 3-3-25　同一患者上颌窦提升术后上颌窦积液
A. 矢状位；B. 冠状位

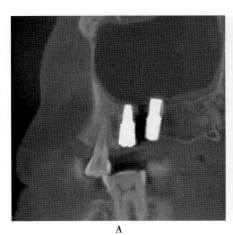
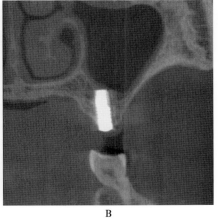

A　　　　　　　　　　　　B

图 3-3-26　同一患者上颌窦提升术后 7 个月上颌窦积液消失
A. 矢状位；B. 冠状位

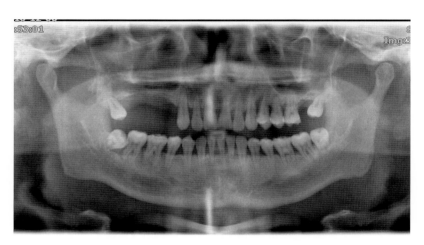

图 3-3-27 种植术前全景片检查,右侧上颌窦底清晰

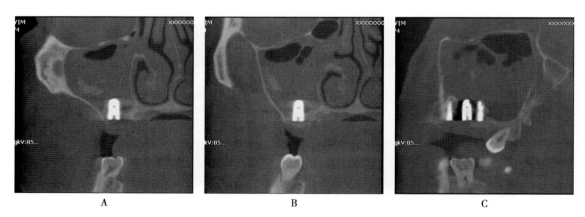

A   B   C

图 3-3-28 同一患者种植术后当天,上颌窦积液明显,植入的骨粉分散于液体内
A、B. 矢状位;C. 冠状位

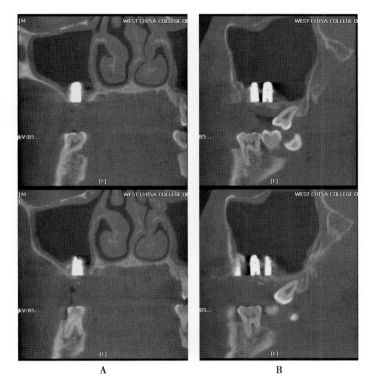

图 3-3-29　显示同一患者种植术后 8 个月复查,上颌窦积液消失
A. 矢状位;B. 冠状位

（王虎　游梦　李娜）

第四节　曲面体层片图像失真率的评价

　　为了获得曲面体层 X 线影像准确的失真率,长期以来,国内外学者采用干性颌骨标本或模拟模型,在牙槽嵴顶上或牙槽骨颊舌侧放置金属球或杆作为参照物等方法对曲面体层 X 线影像的失真变形进行了大量研究。为了能更真实的了解植入床以及种植体植入的情况,我们采用在干性颌骨标本牙槽窝内放入种植体拍摄颅骨标本的曲面体层 X 线片,通过已知的种植体长度和宽度,对种植体影像的失真变形进行分析,间接了解植入床的失真情况;通过改变标本位置,获得颅骨标本在不同位置时的曲面体层 X 线片,分析投照时头颅位置变化对失真率的影响(图 3-4-1,图 3-4-2)。

一、采用不同摄片位置,同时保持上下颌的关系均为正中𬌗

　　(1) 常规位:颅骨标本的颏部位于颏托中部,矢状面与地面垂直,面中线与支架上中线重合,鼻翼耳屏线与地面平行,光标水平线在垂直方向上位于上颌尖牙区。
　　(2) 前位:颅骨标本水平前移,使颏部在常规位置基础上前移1cm;矢状面与地面垂直,面中线与支架上中线重合,鼻翼耳屏线与地面平行。
　　(3) 后位:颅骨标本水平后移,使颏部在常规位置基础上后移1cm;矢状面与地面垂直,面中线与支架上中线重合,鼻翼耳屏线与地面平行。

（4）其他:包括所有的中线不齐的情况。

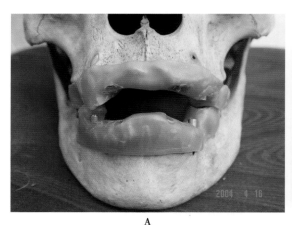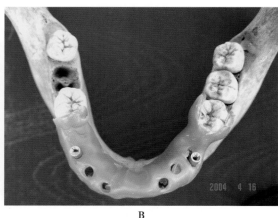

图 3-4-1　实验用颅骨标本
A. 正面观;B. 𬌗面观

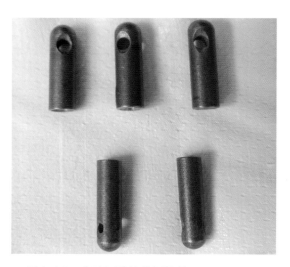

图 3-4-2　实验用种植体圆柱状,4.0/12.5mm
（3 枚,上）,3.5/12.5mm（2 枚,下）

当失真率为正值:表示影像相对于实际物体有放大;失真率为零:影像相对于实际物体无放大也无缩小;失真率为负值:影像相对于实际物体有缩小。水平失真率:通过测量种植体宽度所获得的失真率;垂直失真率:通过测量种植体长度所获得的失真率。

1. 在常规位置下各区域种植体的失真率（表 3-4-1）

（1）水平失真率:在常规位置下水平失真率多数都为负值,表现为影像在水平方向上的缩小。前牙区、前磨牙区、磨牙区的水平失真率有明显的不同:前牙区水平失真率最大,均值为 -16.4%;前磨牙区水平失真率均值为 -7.1%;磨牙区水平失真率最小,均值为 -4.2%。

（2）垂直失真率:在常规位置下垂直失真率均为正值,影像有相同的垂直放大率趋势。前牙区垂直失真率均值为 14.6%,前磨牙区垂直失真率均值为 15.8%,磨牙区垂直失真率均值为 17.9%。

表 3-4-1　在常规位置下各区域种植体失真率

常规位	前牙区		前磨牙区		磨牙区	
	水平失真率（%）	垂直失真率（%）	水平失真率（%）	垂直失真率（%）	水平失真率（%）	垂直失真率（%）
范围	−20 ～ −11.4	12 ～ 16.8	−12.5 ～ 2.9	14.4 ～ 16.8	−7.5 ～ 0	16.8 ～ 18.4
均值	−16.4	14.6	−7.1	15.8	−4.2	17.9

2. 不同头颅位置下种植体的失真率（表3-4-2）　将各区域前位、常规位、后位的失真率分别进行比较,得到统计结果:

（1）随着头颅位置的改变,水平失真率和垂直失真率均发生了变化。水平失真率的变化比垂直失真率更加明显,种植体水平失真率为前位>常规位>后位（图3-4-6 ～ 3-4-8）。

（2）在头颅位置有明显改变时,不同部位,即使是同样大小的种植体,在曲面体层 X 线片上影像的大小也有很大的不同（图3-4-9）。

表 3-4-2　不同头颅位置时种植体的失真率

失真率(%)	前位	常规位	后位	P 值
水平(M±SD)	−22.8±19.6	−9.7±16.2	2.9±15.3	<0.01
垂直(M±SD)	15.0±4.05	15.9±4.5	17.3±9.0	>0.05

二、颌骨不同区域种植体失真率的比较

一般认为曲面体层 X 线片的失真率为10% ～ 30%。在临床工作中,大多数医师也常常按20%的放大率来进行工作。但我们发现不同的机器,不同的区域,甚至不同患者同一区域,曲面体层 X 线片上显示的失真率都是不同的。对于各个部位的失真率的大小,学者们有着不同的看法。

1. 不同区域的水平失真率　通过实验发现,常规位置下水平失真率基本上都是负值,表现为影像在水平方向上的缩小。各区域的水平失真率有明显的不同:前牙区的水平失真率最大,均值为−16.4%;前磨牙区水平失真率均值为−7.1%;磨牙区水平失真率最小,均值为−4.2%。有研究者通过在离体下颌骨不同部位嵌入铅粒,然后拍摄曲面体层 X 线片,测量两铅粒之间距离的方法对影像失真率进行了定量分析,认为颌骨影像的平均失真率为22%,水平失真率为8% ～ 24%,均值为14%,以前牙区的水平失真率最小。也有研究者用 2mm 钢球在下颌骨标本的不同部位定位,通过测量钢球在水平方向的宽度、垂直方向的长度来确定曲面体层摄影的失真率,认为前磨牙区的失真率最大。

在实际工作中,我们也常常能看到影像缩小的情况,这可能与头颅的位置太靠前、也可能与患者本身的颌骨形态和牙𬌗畸形有关,或者有其他原因。颅骨标本位置相应靠前,使感兴趣的结构位于体层中心的颊侧,导致影像缩小,失真率为负值。而颏部软组织的缺如,又在一定程度上补偿了机器投照时由足侧向头侧倾斜、约8°的负角度。在影像缩小的情况下,由于前牙区牙弓弧度接近于其体层轨迹,且牙槽嵴狭窄,失真更为明显,因此,我们认为前牙区的水平失真率最大;而磨牙区牙弓与体层轨迹差异较大且牙槽嵴最宽,故该区的水

平失真率最小。

2. 不同区域的垂直失真率　在前牙区、前磨牙区和磨牙区有着相同的垂直放大趋势,说明垂直失真率变化相对较小:前牙区垂直失真率均值为 14.6%,前磨牙区垂直失真率均值为 15.8%,磨牙区垂直失真率均值为 17.9%。有学者认为拍摄曲面体层片时,在垂直平面上,X 线束与物体、胶片均不垂直,致物体缩短或拉长,有效投射源是 X 线球管的中心点,焦点-胶片距离恒定,垂直向的失真率也相对恒定,失真率随物体位置变化而变化。

三、头颅位置变化对失真率的影响

拍摄曲面体层 X 线片时,如果头颅位置靠前,造成影像的缩小;如果头颅位置靠后,则造成影像的放大,颈椎影像致密,前牙区影像不清晰;如果头颅矢状面与地面不垂直,则牙齿相互重叠,左右大小不一致。由于胶片与 X 线球管的位置是固定的,因而曲面体层 X 线影像的失真率随头颅位置的变化而变化。有学者认为拍片时头部矢状方向位置变化不影响颌骨垂直高度的测量。也有研究者用丙烯酸树脂和不锈钢丝制作模型,分析模型位置变化对全景片上牙齿长度测量的影响后认为拍摄曲面体层 X 线片时,头位变化有一定的宽容度:𬌗平面向侧方倾斜≤10°且不伴有前部向上倾斜时,对垂直测量无显著影响;但当𬌗平面前部向上倾斜 8°时,所有测量值均有明显的差异。

各区域垂直失真率随头颅位置改变时的变化较小而较为稳定;但水平失真率在头颅位置改变时有明显的变化,在前牙区、前磨牙区、磨牙区,水平失真率均为后位<常规位<前位,即在一定的范围内,随着头颅位置的前移,影像缩小越来越明显。在头颅位置有明显改变时,同样大小的种植体,在曲面体层 X 线片上不同区域的影像有很大的不同。

在曲面体层 X 线片上,颌骨不同部位的失真率有明显的不同,影像可以放大,也可以缩小。头颅位置的变化对水平和垂直失真率均有影响,在头颅位置有明显改变时,即使是同一对象,在曲面体层 X 线片上不同部位影像也有很大差异(图 3-4-3 ~ 3-4-6)。

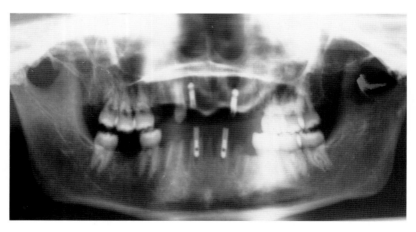

图 3-4-3　前位(平行前移)
4 枚种植体的水平失真率和垂直失真率均值分别为-25.7%、13.8%;
牙齿及种植体均明显重叠变小,但双侧大小较一致

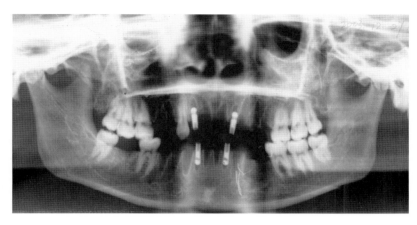

图 3-4-4 常规位
4 枚种植体的水平失真率和垂直失真率均值分别为-16.4%、14.6%；
种植体及牙齿影像清晰，形态、大小双侧对称一致

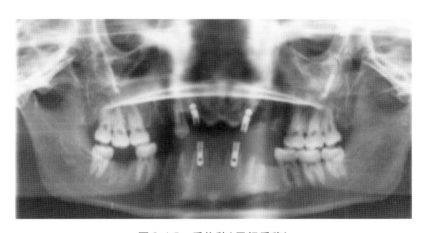

图 3-4-5 后位种（平行后移）
4 枚种植体的水平失真率和垂直失真率均值分别为 4.6%、15%；双侧种植体
及牙齿基本上明显对称放大，但 A2 有明显扭曲

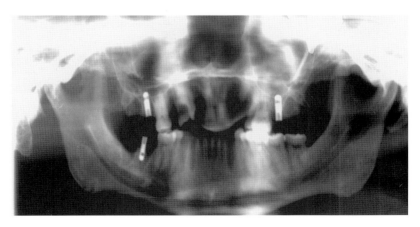

图 3-4-6 头颅偏斜，向前、向右移位
双侧影像重叠缩小，3 枚同样大小的种植体影像有明显的差异，右侧
种植体及牙齿较左侧小，且牙齿重叠更明显

四、临床患者失真率的评价

曲面体层 X 线片上不同区域,甚至不同患者的同一区域,失真率都是不同的。除了颌骨形态的个体差异外,还有许多因素可以影响失真率。

1. 测量对象的部位   由于颌骨不是规则的实体,其不同部位与 X 线球管、胶片的距离不同,从而使不同部位的失真率出现差异。曲面体层 X 线机厂商所列的失真率与计算出的失真率有显著差异,失真率与不同部位有关,跨中线测量误差大,在单侧颌骨内测量数据较为可靠。尤其是头颅的形状或牙𬌗畸形严重,如牙弓呈"尖"形或"八"形,或牙有严重错𬌗和明显有颌骨畸形者,常常会因为位置安放困难而造成影像失真更加明显。

2. 头颅位置   投照时患者头位的摆放对失真率有较大的影响。由于胶片与 X 线球管的位置是固定的,因而曲面体层 X 线影像的失真率随头颅位置的变化而变化。如果患者的头位靠前,造成影像的缩小;如果患者的头位靠后,则造成影像的放大;若矢状面与地面不垂直,则牙齿相互重叠,左右大小不一致。

大多数曲面体层 X 线机都以切牙咬合板来指导患者头颅的定位,通常有牙颌者的定位比无牙颌者定位容易得多,准确性及可重复性也要高一些。有学者在研究给无牙颌患者拍摄曲面体层 X 线片的头位错误时发现,仅 8% 没有错误,89.3% 头位有 1 处或 1 处以上错误;头位错误最多的是颏部太高(41.3%)和头部太靠前(34.7%)。在四川大学华西口腔医院的研究资料中,前牙区水平失真率变化最大,前牙区有 10 枚种植体(55.6%)位于无牙颌患者颌骨内;相反,前磨牙及磨牙区种植者,没有一例是无牙颌。因此,拍片时患者头颅位置的正确摆放,是减小曲面体层 X 线影像失真首先要考虑的问题(图 3-4-7 ~ 3-4-10)。

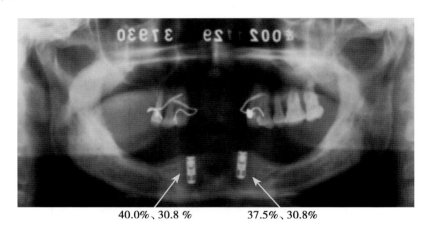

40.0%、30.8 %   37.5%、30.8%

图 3-4-7   前牙区种植体失真率
C3 和 D3(4.0/13)明显放大,水平、垂直失真率分别为 40.0%、30.8%
和 37.5%、30.8%

另外,在冲洗条件、胶片的选择使用等方面有很大的不确定性;研究对象的形态、大小、密度,临床医师对影像认识存在的差异等等,都会在一定程度上影响曲面体层影像的失真率。有学者认为骨高度测量误差可达到 30%,并指出这可能与临床医师对影像的认识程度有关。

3. 术前的测量方法   获得了一张曲面体层 X 线片后,所有的医师应该首先观察种植床周

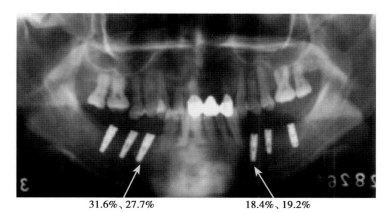

31.6%、27.7%　　　　18.4%、19.2%

图 3-4-8　同一患者左、右前磨牙区种植体失真率的比较
C4、D4(3.8/13);C4 明显大于 D4。C4 和 D4 的水平、垂直失真率分别
为 31.6%、27.7% 和 18.4%、19.2%

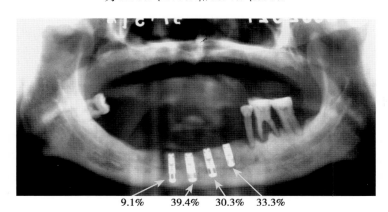

9.1%　　39.4%　　30.3%　　33.3%

图 3-4-9　同一患者多个种植体失真率的比较
C2、C3、D2(均为 3.3/13)、D3(3.3/10)。C3 的宽度明显小于 C2、D2、
D3,其水平失真率为 9.1%;C2 的宽度为 4 枚种植体中最大:水平失真
率 39.4%

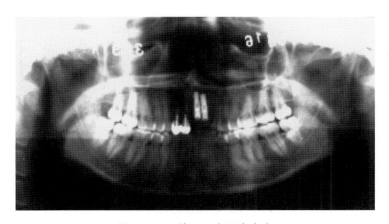

图 3-4-10　前牙区水平失真率
前牙区牙齿明显重叠缩小,B1、B2 水平失真率分别为-4%、-7.9%

围的情况,如邻牙有无龋坏、牙槽骨吸收情况、根尖周是否存在炎症或者其他病变;其次才是观察重要的可能手术会影响到的重要结构,如上颌窦壁是否清楚,是否可能存在炎症;最后用标准尺子或者由种植体厂家提供的胶片模板进行测量,以确定种植体植入的大小和长度。如果使用了放射模板,可以先测量钢珠的大小数值,了解其放大或者缩小的比例,根据获得的数值计算出本次照片的失真率,决定种植体植入的长度。也可以把由种植体厂商提供,印有与曲面体层 X 线片相同失真率的、不同大小的种植体图像的透明胶片与曲面体层 X 线片重叠起来比较,确定拟选择的种植体大小。但不同厂商生产的曲面体层 X 线机失真率各不相同,且为标准体位下的平均失真率,而每个个体的颌骨大小、形态不同,使固有的失真率并不准确,与实际工作中的失真率差异较大。

五、曲面体层 X 线影像失真率的矫正

1. 图像的数字化　本研究中间接数字化图像的计算机辅助测量得到的失真率比直接测量小很多。在实际工作中,我们还发现直接数字化图像的失真率甚至更小或者完全没有失真。也就是说,在拍片时,即使不使用已知大小的 X 线阻射物作为参照物也能够获得植入床的准确信息,因而,我们认为利用计算机软件来分析数字化图像是矫正失真、减小误差的具有更好可靠性的一种方法。

2. 使用放射模板　学者们普遍认为在曲面体层 X 线片上,结合带有已知直径 X 线阻射参照物的放射模板可较为准确地测量牙槽嵴的高度。我们的研究比较了患者在不同时间同一种植体以及同一患者同一部位的金属球和种植体,统计结果显示垂直失真率和水平失真率均无明显差异。因此,用金属球或杆来作为参照物都可以达到同样的效果;在严格控制投照条件的情况下,患者的体位是可以重复的,使用放射模板来矫正曲面体层 X 线片的失真率也是足够准确的。

（王　斌）

第五节　CBCT 中伪影对种植评价的影响

锥形束 CT(cone beam CT,CBCT)由于具有高对比的特性,尤其对于牙齿和骨头的硬组织成像较好,在口腔诊疗中的运用日益普遍。但是 CBCT 也与当今其他 CT 技术一样,存在不足之处。这种不足具体反映在数据的不准确性上,而由这些不准确的数据重建的图像就会产生各种伪影。根据伪影产生的原因及特点,一般分为硬化伪影、环状伪影、运动伪影、散射伪影和金属伪影等。其中金属伪影、环状伪影及运动伪影在口腔放射检查中较为常见,且对成像质量有着严重影响。

一、金　属　伪　影

在口腔放射检查中,常常遇到患者口中有银汞合金充填体、烤瓷冠、种植体等含有金属的情况。这些金属的存在使得重建之后的图像在金属周围产生大量黑色带状和明亮的放射条纹状伪影,即为金属伪影,如图 3-5-1 所示。这些伪影导致图像质量严重下降,直接影响医师的诊断。

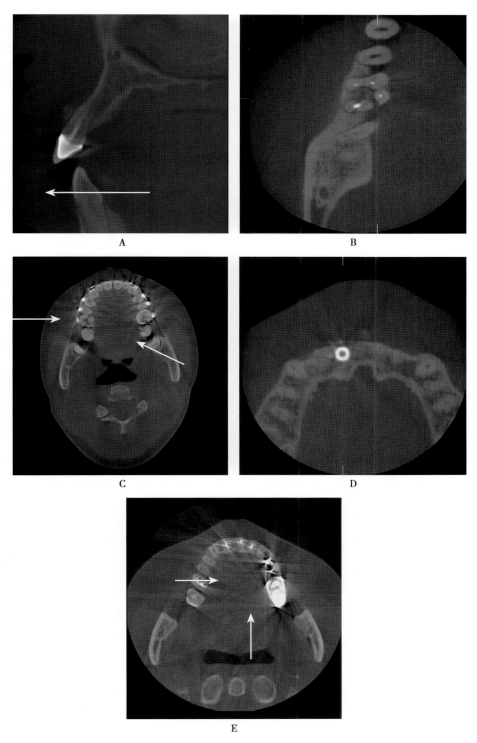

图 3-5-1 金属伪影

A. 矢状面示前牙单冠周围放射状条纹伪影;B. 横断面示 C6 四个根管中牙胶尖周围放射状条纹伪影;C. 横断面示唇颊侧正畸托槽周围放射状条纹伪影;D. 横断面示 A1 种植体周围放射状条纹伪影;E. 横断面示烤瓷桥及根管内牙胶尖周围放射状条纹伪影

1. 金属伪影产生的原因　关于金属伪影产生的原因,国内外学者提出了不同的见解,比如比利时学者 Bruno 指出造成金属伪影的因素有:噪声、射束硬化、非线性部分容积效应和散射;中国科技大学陈豫和清华大学谷建伟等认为造成金属伪影的原因是 X 射线的能谱硬化。造成金属伪影的因素很多,但是究其根本原因仍然与金属本身的高衰减特性有关,物质的高衰减会使 X 射线硬化,同时也会使散射现象加剧。在口腔种植临床中,为了确定种植手术后种植体在颌骨内的方向及其与周围骨质的接触紧密程度,常做 CBCT 检查。在 CBCT 图像中,有时会发现种植体与周围骨质间存在条纹状暗影,而认为种植体与周围骨质未达到紧密接触,但在临床检查中种植体牢固,无松动现象。这种情况多是由于种植体作为金属在放射检查中所产生的金属伪影所致(图 3-5-2)。

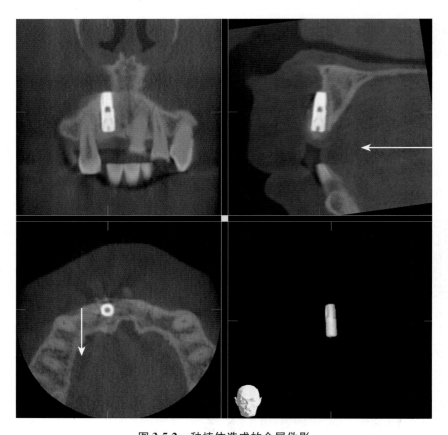

图 3-5-2　种植体造成的金属伪影
图为 A1 区种植体在冠状面、矢状面、横断面及其三维重建图像,如"↑"所示,矢状面上种植体腭侧有条状暗影,横断面上种植体周围有不规则暗影,实为金属伪影

2. 金属伪影校正方法　CBCT 图像中金属伪影的校正方法报道较多,结合笔者对于四川大学华西口腔医院 CBCT 资料的研究观察,大致将其分为以下几类。

(1) 增强 X 射线能量:所谓增强 X 射线的能量,在临床工作中就是提高照射电压和电流。研究证实增强 X 射线能量能够增加光子数量,减少噪声,缩窄光子能量的分布,从而达到减少金属伪影的目的,如图 3-5-3。但是增加电流量也会加大对患者的辐射剂量,因此提高照射电压和电流量应在一个合理范围内进行。

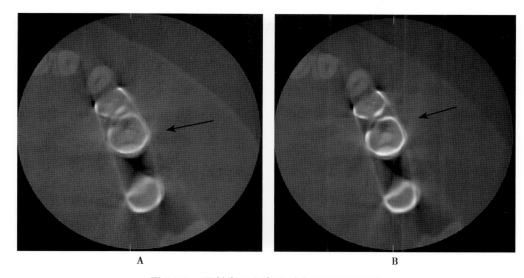

图 3-5-3　照射电压和电流对金属伪影的影响
A. 电压 70kV,电流 3.5mA,横断面示 B4 至 B7 三颗烤瓷冠周围放射状条纹伪影;B. 电压 90kV,
电流 6.0mA,横断面示 B4 至 B7 周围伪影减少,烤瓷冠边界较之前清晰锐利

（2）增加扫描层厚:扫描层厚增加可以提高信噪比,但同时也会增加部分容积效应,降低图像显示的精细程度(图 3-5-4)。

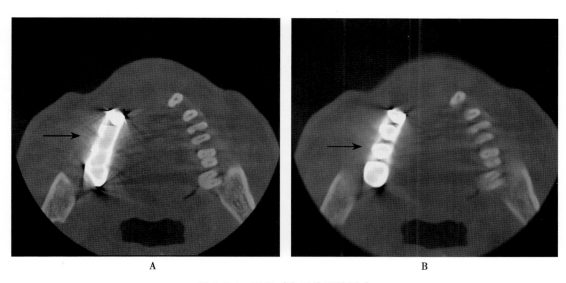

图 3-5-4　层厚对金属伪影的影响
A. 层厚 1mm,横断面示 A4 至 A7 烤瓷桥周围金属伪影严重,导致影像边界模糊;
B. 层厚 5mm,横断面示 A4 至 A7 烤瓷桥周围金属伪影减少,边界较之前清晰

（3）提高 CT 值:Link 等学者报道使用提高 CT 值后的窗位(最大窗宽为 40 000Hu)比标准窗位(最大窗宽 4000Hu)能够明显降低金属伪影(图 3-5-5)。

（4）运算方法:有关校正金属伪影的运算方法,国内外提出的比较多,归纳起来大体上可分为两类,基于迭代重建算法的迭代校正法和基于滤波反投影重建算法的插值校

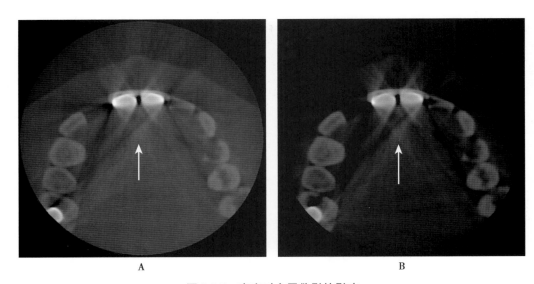

图 3-5-5   窗宽对金属伪影的影响
A. 窗宽 W2233,窗位 L874,横断面示 A1B1 烤瓷冠周围明亮的放射状条纹状伪影;
B. 窗宽 W3241,窗位 L874,横断面示 A1B1 周围伪影明显减少

正法。

迭代法是利用迭代重建算法重建物体以消除金属伪影的方法。插值法最早于 1978 年由 Lewitt 等提出,之后,人们基于插值思想提出各种改进算法。虽然迭代校正法对于金属伪影的校正效果要优于插值法,但是由于其要求加快收敛速度,缩短计算时间,现阶段难于实现,因此插值法更易应用于实际。

二、环状伪影

在 CT 中,由于一个或多个探测器通道性能差异而出现同心圆环形或圆弧伪影。如果连

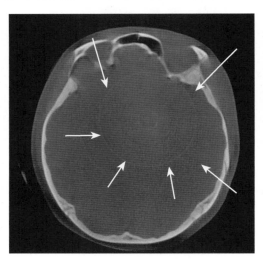

图 3-5-6   环状伪影
CBCT 大视野横断位示颅脑中央有
环形伪影,如"↑"所示

续若干相邻的通道存在差异,伪影以带状形式出现在图像中。假如某个探测器由于数据差异,逐渐偏离了正常 CT 值,那么每一采集帧被反投影为一条直线,在整个采集中持续存在误差产生一组到旋转中心距离固定的直线,直线尾部被抵消而形成一个环。环形伪影的强度是由固定通道误差所产生的,无论对于平行的 X 线束还是扇形 X 线束,它反比与于圆环半径。靠近中心的探测器误差最大,所产生的圆环信号最亮,靠外周的探测器误差越小,所产生的圆环信号越暗(图 3-5-6)。减少伪影的方法:①完善数据采集和处理系统,不同 CT 厂家有各自的技术流程;②图像后续处理。

三、运动伪影

患者的运动导致图像产生阴影或条纹状伪影,并且伪影的严重程度和患者运动方向有关。在口腔临床工作中最常见的原因就是儿童在照射 CBCT 时,不能保持静止不动(图 3-5-7)。病人不自主的吞咽活动时,舌体运动可产生伪影(图 3-5-8)。

减少运动伪影的方法可以从患者和机

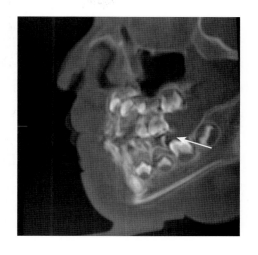

图 3-5-7 运动伪影
儿童大视野 CBCT 矢状面示,由于照射过程中患儿头部运动造成伪影,如"↑"所示

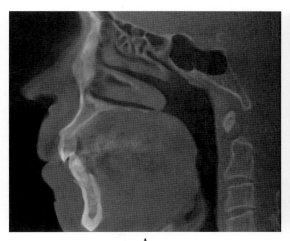 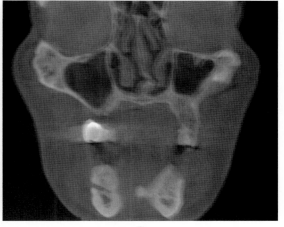

A   B

图 3-5-8 照片过程中患者吞咽口水时舌体运动造成伪影
A. 矢状位;B. 冠状位

器两方面考虑:①嘱咐患者家属提醒并监督儿童在照射过程中保持不动;成人则在照片前尽量交代清楚,努力保持照片过程中的稳定性;②加快机器扫描速度或者减少扫描的时间;③运用特殊的重建技术,如运动伪影校正算法。

（李 果）

第六节   影像学模板的制作与评价

一、术前放射模板的制作

在临床工作中,大多数的口腔医师由于对曲面体层 X 线片的认识不一致,或者不完全了解曲面体层 X 线机的工作原理及性能,无法确定曲面体层 X 线机的失真率大小,就需要采用放射模板。放射模板的制作与蜡堤的方法一致,其要求就是将 4mm 或者 5mm 定位钢珠放入蜡堤的底部,尽量接近牙龈。最好要保证有一定的固位力,避免拍照时发生脱落或者移位,从而导致影像的不准确性。

二、放射模板的测量

所有的数字化曲面体层 X 线机都带有相应的测量软件,包括角度、长度、校正长度、甚至骨密度等等,为我们工作提供了极大的便利。这种测量由于其设定的原因,充分考虑到本身机器的特征性,往往能够获得准确的数据。我们通过对金属球以及植入后的种植体的测量,发现

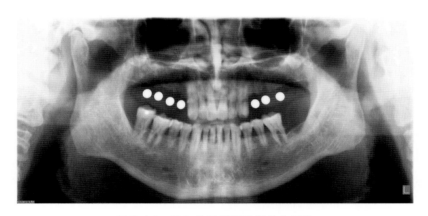

图 3-6-1   戴入放射模板拍摄的全景片

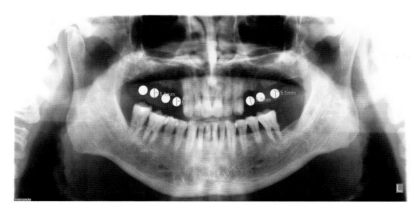

图 3-6-2   同一患者的放射模板金属球测量

其水平放大率及垂直放大率的测量准确性远远高于胶片所获得的数据(图 3-6-1)。后牙区的平均垂直放大率基本保持在 5% ,在种植手术中这种放大率几乎可以被忽略。所以采用金属球放射模板的测量可以明显减少种植时的误差(图 3-6-2)。如果使用 PACS 系统时一定要注意全景机在安装调试时放大率的匹配,尤其是使用不同型号的多个全景机时更要注意。

（刘媛媛）

第四章

影像学在口腔种植临床中的应用

第一节 上颌窦外提升术

由于上颌后牙缺失导致的牙槽骨吸收以及上颌窦的气化，上颌后牙区牙槽嵴顶与上颌窦底之间的骨量往往少于5mm。Kopecka等测量了583例后牙缺失后的剩余牙槽骨的高度（subsinus bone height，SBH），第一磨牙区的SBH高度为3.3mm±2.2mm，第二磨牙区为4.5mm±2.4mm。另外，上颌后牙区的骨质大多属于Ⅳ类骨，因此，往往需要进行上颌后牙区的骨增量。目前，上颌窦底提升术是上颌后牙区最常用的骨增量方法。该技术由Tatum在1997年最早提出，随后的学者提出多种改进方法，已经成为常规的、具有较高成功率的骨增量技术。根据开窗路径的不同，上颌窦底提升术被分为经上颌窦侧壁开窗的窦提升术，简称外提升术，以及经牙槽嵴顶的上颌窦底提升术，简称内提升术。由于上颌窦是一个结构相对复杂的三维空间结构，在进行上颌窦底提升术前，需要对该结构进行三维立体的判断。特别是对一些重要的解剖结构，如剩余牙槽骨高度、上颌窦分隔、上颌动静脉血管、窦底黏膜的厚度、上颌窦腔内是否有炎症或积液、上颌窦侧壁的厚度等，在术前应该通过CBCT的检查，做到精确的测量和判断，才能保证手术的顺利进行。上颌窦外、内提升的两种术式的选择，与许多因素相关。决定术式的最直接的因素是缺牙区的剩余牙槽骨高度，通常的原则是当剩余牙槽骨高度介于5~8mm，行上颌窦内提升术，可同期植入种植体；当可用骨高度小于5mm时，应先行上颌窦外提升术，可同期或分期进行种植体植入。但内提升或外提升的选择标准并不是绝对的，近年随着种植体和提升器械的飞速发展，上颌窦提升术有了更多的选择。具体病例对提升术式的选择或是否同期植入种植体，要根据临床医师对骨质骨量的判定、提升器械的选择、上颌窦具体的解剖特点以及医师个人的操作经验而定。由于CBCT的出现，为临床提供了清晰的上颌窦三维图像，有助于医师选择合适的提升术式，减少术中的意外，使得该方法的远期成功率得到进一步保证，该技术方法也得到越来越多的医师采用。

一、侧壁开窗，上颌窦黏膜完整，同期植入种植体

1. 单颗牙缺失，同期植入种植体 上颌后牙区第一磨牙是缺失频率较高的牙位（图4-1-1A），由于各种原因会导致该位点的牙槽骨高度不足。

该病例为47岁男性患者，A6缺失，不吸烟，既往史无特殊，健康状态良好。患者要求种植

修复,避免伤及邻牙。术前 CBCT 示剩余牙槽骨高度约 3mm,近远中距离约 10mm,宽度大于 8mm,上颌窦内清澈无炎症,上颌窦底黏膜约 2mm(图 4-1-1B,C)。为保证植骨效果,拟进行上颌窦侧壁开窗外提升并同期植入种植体。

在缺牙区的近远中做垂直切口,底部稍宽。采用超声骨刀在上颌窦侧壁开窗并分离上颌窦黏膜(图 4-1-2)。由于相邻牙齿牙根的存在,会限制侧壁开窗的大小,但仍然需要在判定清楚邻牙牙根位置的情况下,保证窗口的足够大小,以便于上颌窦黏膜剥离器械的操作和骨粉的填入。

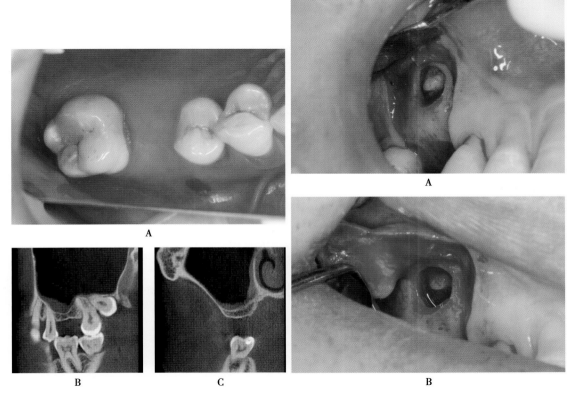

图 4-1-1　A6 缺失,CBCT 示剩余牙槽骨高度 3mm
A. 口内观;B. 矢状面;C. 冠状面

图 4-1-2　侧壁开窗及分离上颌窦黏膜
A. 形成开窗口;B. 分离窦黏膜

对于人工骨而言,建议在翻瓣时即使用空针管收集 1~2ml 的术区血液备用,用以混合骨粉,可以提高人工骨的成骨效应。将混合了血液的骨粉植入分离了窦黏膜的上颌窦腔内,并可以采用慢速备洞的方法制备种植洞形,由于此时人工骨粉已经将窦底黏膜抬起,种植的钻针在备洞的过程中不会刺破窦黏膜,并可以使用骨挤压器改变骨密度,完成上颌窦的提升(图 4-1-3)。

骨质较好,能获得足够的初期稳定性,同期植入种植体(图 4-1-4A),开窗部位覆盖可吸收生物膜,更利于新骨形成(图 4-1-4B)。

术后当天 CBCT,三维方向显示种植体周围及种植体顶部均有充填的骨粉,上颌窦底黏膜完整,提升效果良好(图 4-1-5)。

上颌窦底黏膜提升后形成的封闭空间具有较强的成骨性能,人工骨颗粒之间的间隙及表面会有新生骨形成,最终形成致密度较高的骨质。组织学研究表明术后 3~4 个月,新骨的形

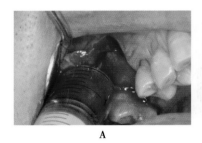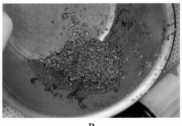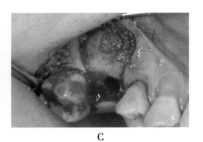

A　　　　　　　　　　　B　　　　　　　　　　　C

图 4-1-3　翻瓣时使用空针收集 1～2ml 血液,并和骨粉相混合,完成上颌窦内的骨粉充填
A. 翻瓣后收集血液;B. 用收集的血液混合骨粉;C. 填入骨粉

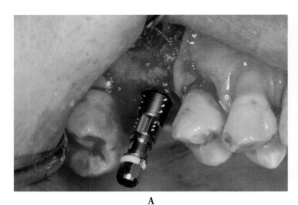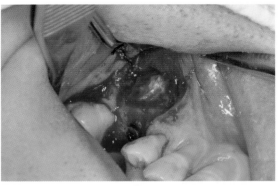

A　　　　　　　　　　　　　　　　　B

图 4-1-4　同期植入种植体,开窗部位覆盖可吸收生物膜
A. 同期植入骨水平种植体;B. 覆盖胶原膜

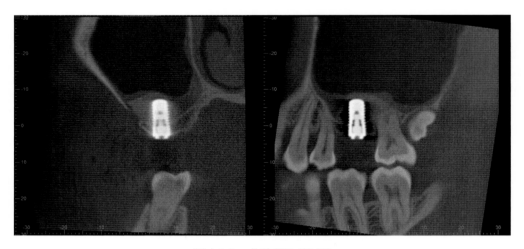

图 4-1-5　术后当天 CBCT

成量会完成 19%。通常需要 6～8 个月的时间来完成新骨的形成。

　　术后 8 个月,CBCT 可以在三维方向清楚地显示种植体周围及种植体顶部均有骨组织结合(图 4-1-6),提示可以完成上部结构修复(图 4-1-7)。

　　对于后牙区的修复而言,由于容易出现食物嵌塞、崩瓷等问题,采用𬌗面开孔的修复方式,开孔处可用复合树脂封闭。

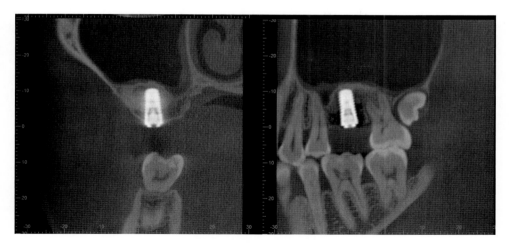

图 4-1-6　术后 8 个月

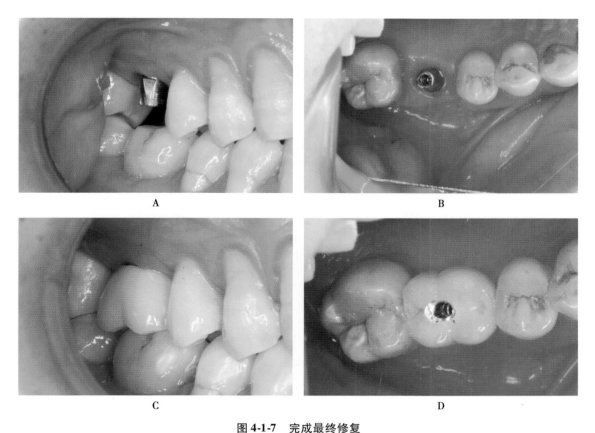

图 4-1-7　完成最终修复
A. 置入基台侧面观；B. 置入基台𬌗面观；C. 完成烤瓷牙修复侧面观；D. 完成烤瓷牙修复𬌗面观

2. 多颗牙缺失，上颌窦外侧壁开窗提升，并同期植入种植体　上颌后牙区多颗牙缺失通常直接选用 CBCT 作为术前检查，可以对每一个植入位点的骨量及相关解剖结构进行详细的分析，以决定采取的手术方式（图 4-1-8）。

49 岁的男性患者，少量吸烟，既往史无特殊，健康状态良好。上颌双侧后牙缺失，CBCT 显

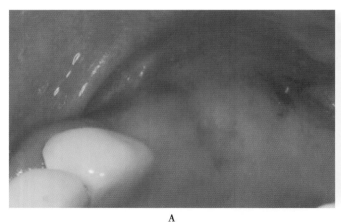
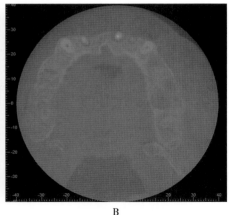

图 4-1-8　多颗牙齿缺失
A. 口内观；B.　CBCT 水平面观

示上颌窦黏膜厚度适中，窦腔内无炎症。

CBCT 示：患者 B 区牙槽骨吸收较 A 区严重，剩余牙槽骨高度 B 区约 3mm（图 4-1-9B），A 区约 6mm（图 4-1-9A）。根据 CBCT 的分析结果，B 区选择侧壁开窗的上颌窦外提升术；为减轻术后反应，A 区则选用短种植体并进行经牙槽嵴顶路径的内提升术。

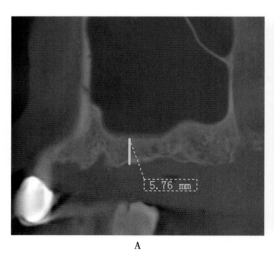
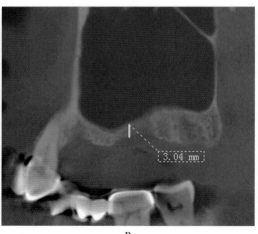

图 4-1-9　双侧上颌窦 CBCT 矢状面
A. 右侧 A 区；B. 左侧 B 区

B 区完成上颌窦外提升术，并同期植入种植体（图 4-1-10）。

二、侧壁开窗，分期植入种植体

通常由于上颌后牙区的严重蝶形吸收并伴有窦底位置较低，或不能获得较好的初期稳定性，或分离过程中窦底黏膜有破损，窦腔有炎症等各种原因，上颌后牙区的上颌窦提升和种植体植入需要分期完成。

1. 上颌窦黏膜穿通　Stephen S. 报道，使用机械磨头开窗，黏骨膜的穿孔率平均为 30%，绝大多数穿孔发生在使用机械磨头和使用剥离器械进入上颌窦的时候，而不是在剥离的过程；

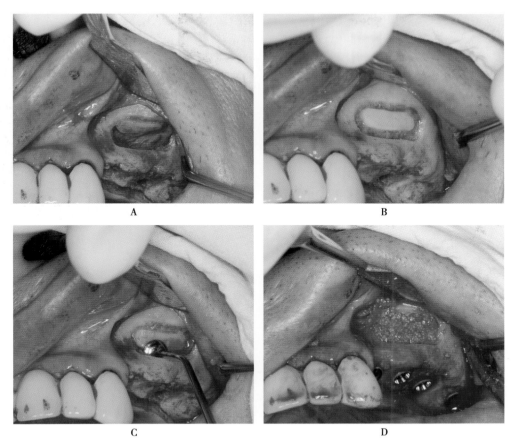

图 4-1-10 上颌窦外提升术,同期植入种植体
A. 采用超声骨刀形成约 8mm×15mm 大小的窗口;B. 分离窦黏膜;C. 窦底
黏膜已经分离;D. 填入骨粉,并同期植入种植体

而使用超声骨刀开窗:黏骨膜的穿孔率为 7%。下面是一例上颌窦外提升手术过程中上颌窦黏膜发生穿通的病例。

患者,女性,37 岁,全身状况良好,要求种植牙修复。B5 缺失,缺牙间隙大小合适,牙槽骨宽度理想(图 4-1-11)。

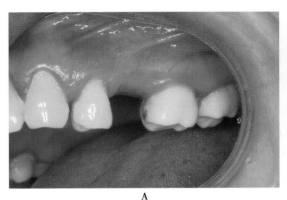
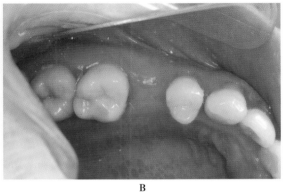

图 4-1-11 B5 缺失,口内观
A. 颊面观;B. 𬌗面观

术前 CBCT 显示缺牙区牙槽嵴顶到上颌窦底的最小高度约 3mm，上颌窦底黏膜约 1mm，上颌窦腔影像清澈，无炎症，侧壁厚度 1~2mm（图 4-1-12）。

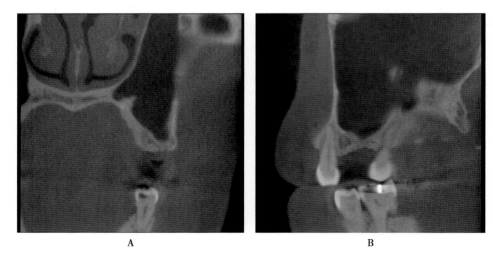

图 4-1-12   术前 CBCT
A. 冠状面；B. 矢状面

超声骨刀侧壁开窗，剥离上颌窦黏膜（图 4-1-13A）。但在剥离的过程中，由于开窗中央骨块锐利的边缘，侧壁上颌窦黏膜发生穿孔（图 4-1-13B）。采用胶原膜封闭穿孔后，植入 Bioss® 骨粉，采用延期种植。

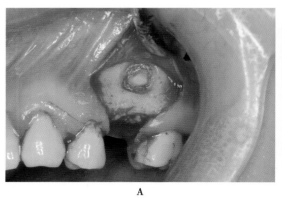 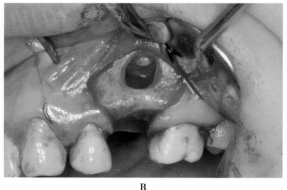

图 4-1-13   侧壁开窗
A. 超声骨刀开窗；B. 分离窦黏膜，但出现小的穿孔

术后 CBCT，见上颌窦内有血液充盈，但骨粉充填良好，未见骨粉弥散，保持了良好的形态（图 4-1-14），提示胶原膜对穿孔起到了良好的封闭。

术后 6 个月，完成种植体植入，并最终完成种植修复（图 4-1-15）。

完成修复 6 个月后复查，CBCT 三维方向显示种植体周围有充分的骨组织支持。上颌窦内的血液彻底吸收，窦内黏膜无增厚，窦腔放射影像重新变为透射，说明上颌窦有一定的自愈能力（图 4-1-16）。

2. 上颌后牙区的严重凹形吸收并伴有窦底位置较低   由于牙周病等原因导致的上颌后

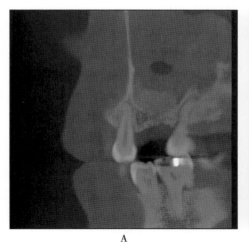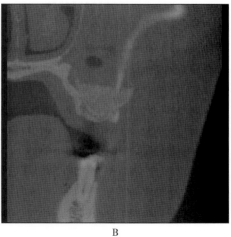

A　　　　　　　　　　　　　　　　B

图 4-1-14　术后 CBCT，可见窦腔有积液
A. 矢状面；B. 冠状面

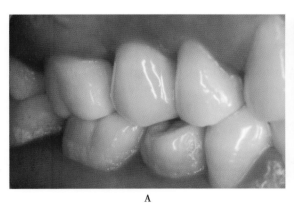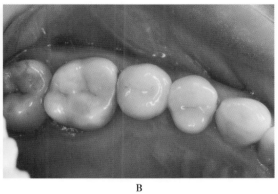

A　　　　　　　　　　　　　　　　B

图 4-1-15　完成最终的冠修复
A. 颊面观；B. 𬌗面观

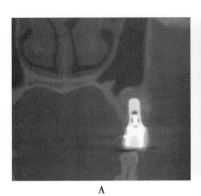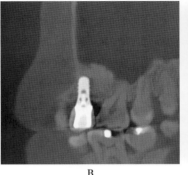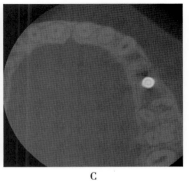

A　　　　　　　　　B　　　　　　　　　C

图 4-1-16　修复 6 个月后复查 CBCT
A. 冠状位；B. 矢状位；C. 水平位

牙区牙齿缺失,往往会在该区域造成明显的凹形骨缺失,并伴有窦底位置较低,不能进行直接的种植体植入,需要先进行骨组织增量。在该区域的 ONLAY 植骨,由于软组织的缺失和颊部张力的存在,效果并不理想,需要在增高牙槽骨高度的同时,也要进行上颌窦底的提升,这样才能获得足够的骨量。

患者,女性,58 岁,B7 缺失,B6 Ⅲ°松动。数码全景片示 B6 根折,根尖周阴影明显,骨质缺损明显(图 4-1-17)。

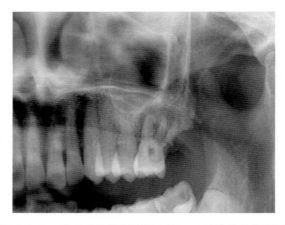

图 4-1-17　数码全景片(局部)显示 B6 牙槽骨吸收明显

因为 B6 根尖和牙周炎症较重,拔牙后没有即刻行拔牙位点保护术。拔牙 2 个月后,外提升术前 CBCT 示骨质缺损明显,剩余骨量不足以进行种植体植入(图 4-1-18)。

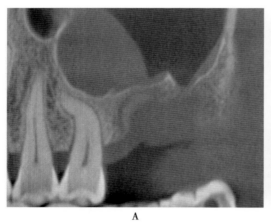
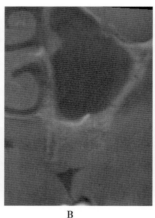
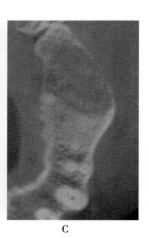

A   B   C

图 4-1-18　同一患者拔牙后 2 个月 CBCT,骨量明显不足
A. 矢状位;B 冠状位;C 水平位

在 B6、B7 外提升术的同时,进行了牙槽嵴顶的 GBR。术后 CBCT 示窦底和牙槽嵴顶均填入人工骨粉,骨量增加明显。由于不能获得良好的初期稳定性,没有同期植入种植体(图 4-1-19)。

术后 6 个月,翻瓣,见牙槽嵴顶处新形成的骨质良好(图 4-1-20)。在进行种植窝预备时,可以明显感觉到上颌窦内增量的骨组织的密度较高,种植体可以获得充分的初期稳定性。

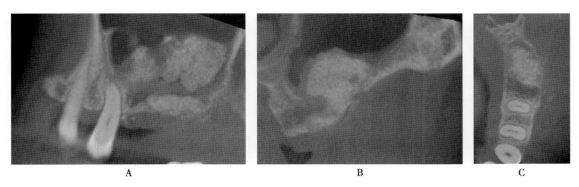

图 4-1-19　完成骨增量后 CBCT 示骨增量明显
A. 矢状位；B. 冠状位；C. 水平位

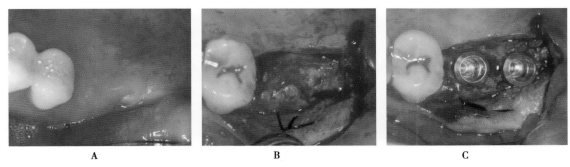

图 4-1-20　骨增量后 6 个月，完成种植体植入
A. 术后 6 个月口内观；B. 翻瓣后骨质良好；C. 植入种植体

外提升 6 个月后植入种植体，CBCT 示骨增量效果明显（图 4-1-21）。

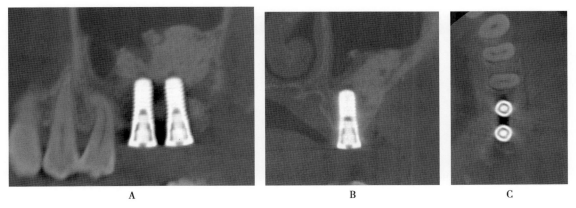

图 4-1-21　种植术后 CBCT 三维影像
A. 矢状位；B. 冠状位；C. 水平位

3. 剩余牙槽骨极少，种植体不能获得较好的初期稳定性　患者，男，40 岁，B5 ~ B7 缺失，A6、C7 缺失，B 区的数码全景片和 CBCT 显示剩余牙槽骨高度为 1 ~ 2mm，故决定先进行外提升术，并分期完成种植体植入（图 4-1-22）。

由于 B7 根尖区炎症并Ⅲ°松动，故先拔除 B7，1 个月后，软组织愈合后进行上颌窦外提升

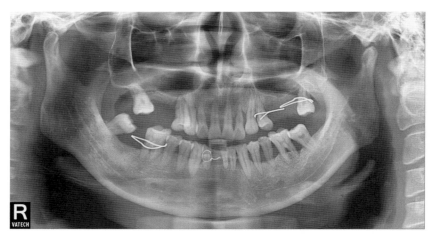

图 4-1-22　数码全景片

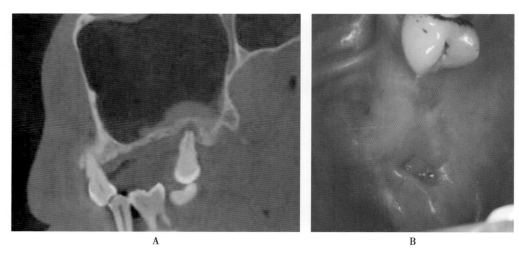

A	B

图 4-1-23　拔除 B7
A. 左侧 CBCT；B. B7 拔除后 1 个月的口内观

术（图 4-1-23）。

超声骨刀侧壁开窗，并分离窦黏膜（图 4-1-24A）。开窗游离的上颌窦外壁被推向上内，形成新的上颌窦底（图 4-1-24B）。

分离窦黏膜后，将混合了患者自体血液的人工骨粉填入窦腔内和牙槽嵴顶处，并覆盖可吸收性胶原膜，然后严密缝合（图 4-1-25）。

术后当天 CBCT，三维显示人工骨充填情况，窦底黏膜完整，窦腔内无积液，骨增量效果良好（图 4-1-26）。

外提升术后 6 个月复诊，CBCT 示人工骨区域骨密度增强，骨质形成佳，可以进行种植体植入（图 4-1-27）。

种植体植入后 3 个月，种植体周围骨结构良好，可以进行上部结构修复（图 4-1-28）。完成上部结构修复（图 4-1-29）。

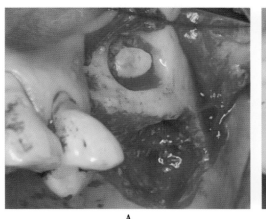
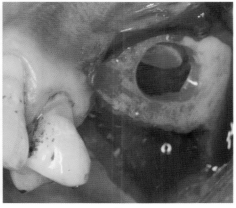

图 4-1-24　上颌窦外提升
A. 侧壁开窗；B. 剥离窦底黏膜

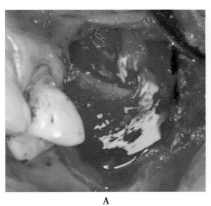
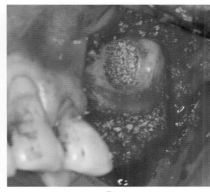
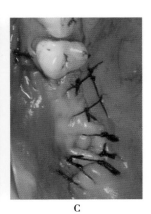

图 4-1-25　窦腔内及牙槽嵴顶处均填入骨粉，并覆盖胶原膜
A. 分离上颌窦黏膜；B. 填入骨粉，覆盖胶原膜；C. 严密缝合

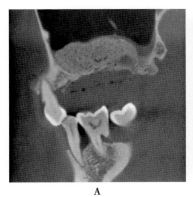
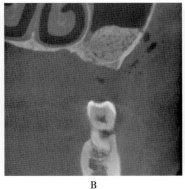
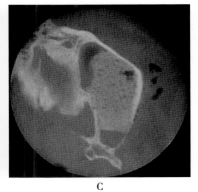

图 4-1-26　术后当天 CBCT
A. 矢状位；B. 冠状位；C. 水平位

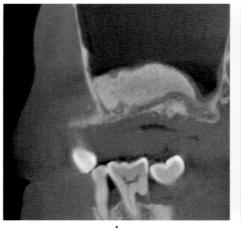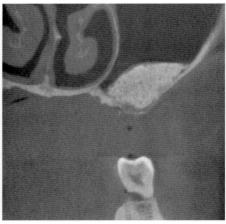

A　　　　　　　　　　　　　　B

图 4-1-27　外提升术后 6 个月 CBCT 矢状位及冠状位
见人工骨植入位置及形态好

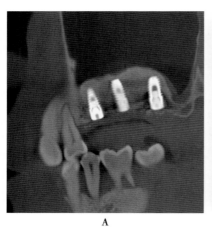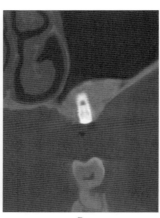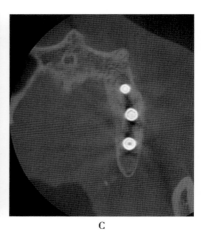

A　　　　　　　　　B　　　　　　　　　C

图 4-1-28　种植体植入后 3 个月 CBCT
A. 矢状位；B. 冠状位；C. 水平位

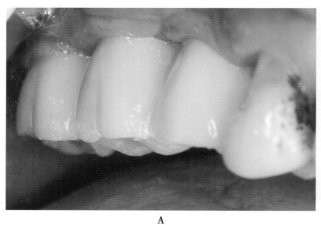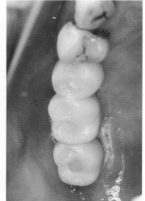

A　　　　　　　　　　　　　　B

图 4-1-29　完成上部冠修复
A. 颊面观；B. 𬌗面观

4. 上颌窦黏膜增厚,可以骨增量后完成种植体植入　上颌窦黏膜增厚,并不是上颌窦提升的禁忌证。对于这类患者,可以采用分期完成的方法。

手术前 CBCT 检查显示患者窦腔内黏膜增厚,骨量严重不足,为保证骨增量效果,采用分期完成的方法,完成上颌窦窦底提升(图 4-1-30、图 4-1-31)。

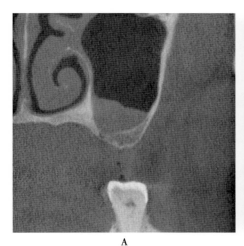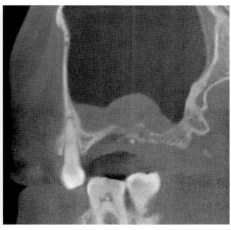

图 4-1-30　术前 CBCT,上颌窦黏膜增厚明显
A. 冠状位;B. 矢状位

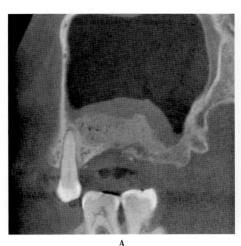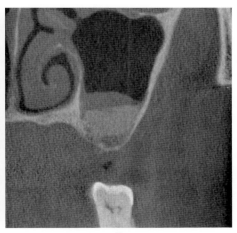

图 4-1-31　上颌窦外提升术后,CBCT 显示植入的骨粉及增厚的黏膜情况
A. 矢状位;B. 冠状位

第二节　上颌窦内提升术

一、常规冲顶式内提升术

Summers 提出了微创性、闭合冲顶式上颌窦底提升技术,简称为内提升术。该技术要点是在种植窝底部距离窦底 1mm 处,用专用骨挤压器如 Osteotome,沿种植体植入的方向敲击挤

压,利用产生的冲击力造成上颌窦底骨板骨折,提升上颌窦底的骨板及其黏膜。但该提升术式有一定的盲目性,容易将上颌窦底黏膜撕裂。建议的提升高度有限,通常为 2～4mm,且患者术后称在冲顶过程中震荡强烈,感觉不适,RBH <5mm 时,这种方式受限。这种术式要求对窦嵴距在术前有精确的测量,CBCT 测量的准确性保证了该术式的成功进行。

1. 内提升高度约为 2mm　2mm 是内提升的安全高度,通常无须植入人工骨粉,成功率较为肯定。

56 岁的男性患者,B4～7 缺失,不吸烟,全身状况良好。数码全景片示 B4、B5 处骨量高度良好,B6、B7 位点骨高度稍有不足(图 4-2-1)。

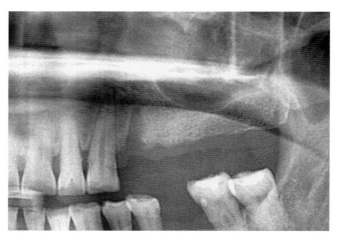

图 4-2-1　术前数码全景片

根据患者曲面断层片的影像,B6、B7 位点的窦嵴距约为 6mm,拟植入 8mm 的种植体,需要约 2mm 的提升。拟采用冲顶式上颌窦内提升术,为准确测量骨高度、窦黏膜厚度以及判断上颌窦内是否存在炎症等,采用 CBCT 进行了进一步检查。

CBCT 可以清晰显示上颌窦的黏膜厚度约 1mm,窦腔清晰无炎症,牙槽嵴高度为 6mm,是采用冲顶式上颌窦内提升术的理想病例(图 4-2-2)。

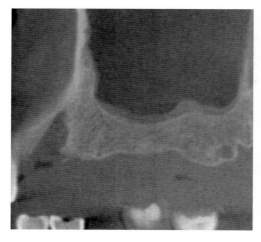

图 4-2-2　术前 CBCT,矢状面观

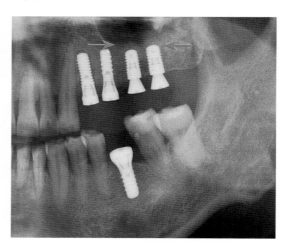

图 4-2-3　植入种植体后数码全景片

术后数码全景片,见 B6、B7 提升了约 2mm(图 4-2-3)。

术后 3 个月,完成最终修复(图 4-2-4)。

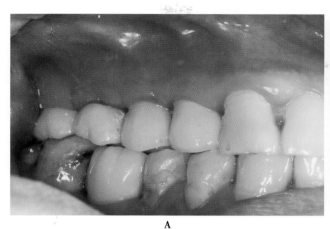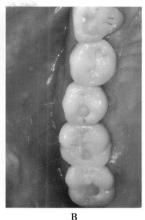

A　　　　　　　　　　　　　　　　　　B

图 4-2-4　术后 3 个月,完成冠修复
A. 颊侧观;B. 𬌗面观

2. 内提升高度约为 4mm　当内提升高度达到 4mm 时,通常建议在种植窝的底部填入适量的自体骨碎屑或人工骨,保证种植体顶部新生骨的形成。由于提升的高度较高,术前的 CBCT 检查尤为重要。

67 岁男性患者,A4、A6、A7 缺失,不吸烟,全身状况良好。患者较早的数码全景片显示 A6、A7 缺失区域牙槽嵴高度最低处约为 6mm(图 4-2-5)。由于患者年龄较大,要求手术创伤小,计划 A6、A7 采用行冲顶式内提升术,植入 10mm 长度的骨水平种植体。因此,术前进行了 CBCT 检查。

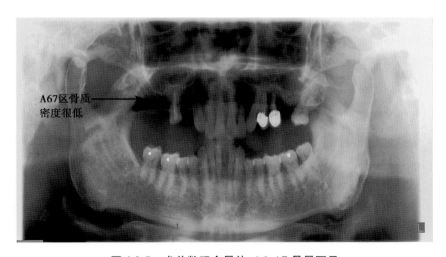

A67区骨质密度很低

图 4-2-5　术前数码全景片,A6、A7 骨量不足

CBCT 检查显示窦腔黏膜厚度约为 1mm,窦腔清晰,无炎症,无分隔,适合内提升术(图 4-2-6)。常规翻瓣,见牙槽嵴宽度可,采用慢速备洞,可以避免钻穿窦底黏膜,同时可以收集自体骨屑(图 4-2-7)。

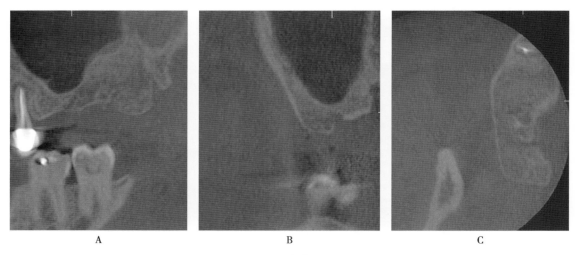

图 4-2-6　术前 CBCT
A. 矢状面观；B. 冠状面观；C. 水平面观

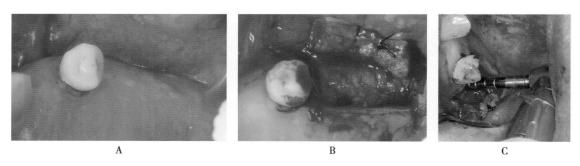

图 4-2-7　备洞
A. 口内观；B. 翻瓣；C. 慢速备洞

　　根据 CBCT 测量的骨高度，通过慢速备洞收集骨碎屑，并选择合适的窦提升工具（图 4-2-8）。通过圆盘状提升器械提升上颌窦底，填入骨粉，植入种植体（图 4-2-9）。

　　术后 CBCT 清楚显示种植体顶部有植入的人工骨粉，呈穹顶状，窦底黏膜完整，无破裂穿孔（图 4-2-10）。

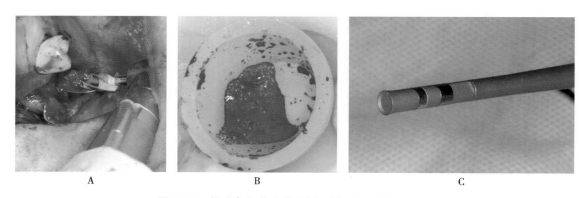

图 4-2-8　慢速备洞收集骨碎屑，选择合适窦提升工具

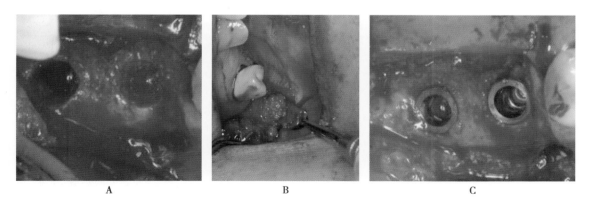

图 4-2-9 植入种植体
A. 完成窦提升的种植窝;B. 填入混合有自体骨屑的人工骨;C. 植入种植体

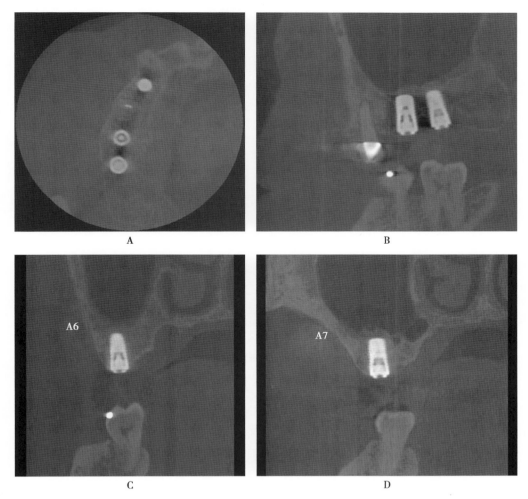

图 4-2-10 术后 CBCT
A. 水平面观;B. 矢状面观;C. A6 冠状面观;D. A7 冠状面观

最终完成修复的情况（图4-2-11）。

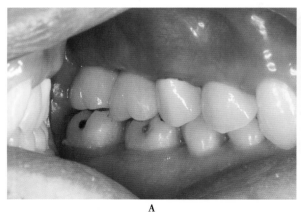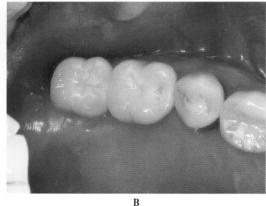

图 4-2-11   最终冠修复
A. 颊面观；B. 𬌗面观

3. 内外提升的合理选择   对于双侧后牙缺失的患者，可以根据双侧上颌后牙区的牙槽嵴高度，一侧选择外提升，另一侧选择内提升。

47岁男性患者，吸烟，全身状况可。A4～A7 和 B1～B7 双侧缺失（图4-2-12）。

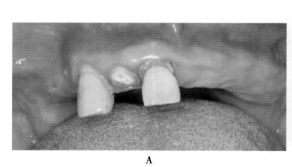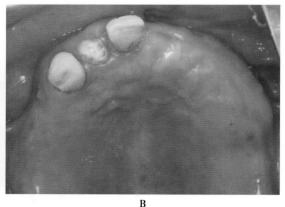

图 4-2-12   双侧后牙缺失
A. 颊面观；B. 𬌗面观

数码全景片示患者A区双尖牙区和磨牙区牙槽嵴高度均不足，B区仅是磨牙区牙槽嵴高度不足（图4-2-13），因此，A区选择外提升术，B区选择内提升术。

种植术前，CBCT显示上颌窦结构，窦腔无炎症，黏膜厚度适中（图4-2-14）。

A区完成外提升，并同期植入种植体（图4-2-15）。B6种植术前及内提升同期植入种植体（图4-2-16）。

6个月后完成修复（图4-2-17）。

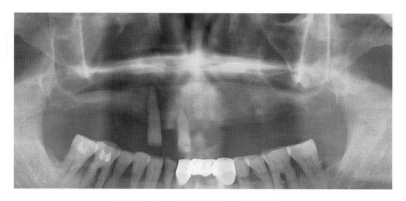

图 4-2-13　全景片显示牙槽骨情况

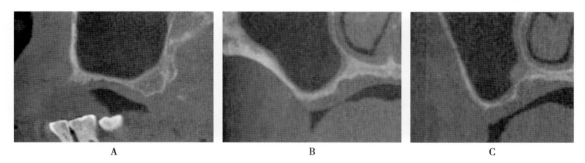

图 4-2-14　术前 CBCT
A. A 区骨量严重不足；B、C. 冠状面观

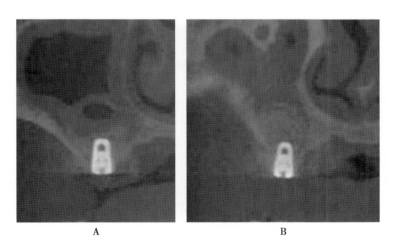

图 4-2-15　A 区完成外提升，并同期植入种植体
A. A5 冠状面观；B. A6 冠状面观

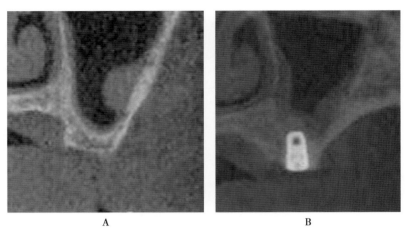

图 4-2-16　B6 完成内提升,并同期植入种植体
A. 术前 CBCT;B. 术后 CBCT

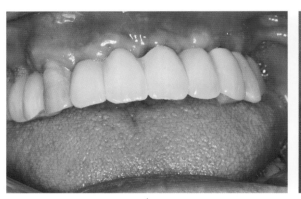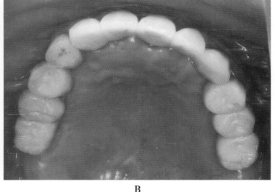

图 4-2-17　术后 6 个月完成修复,上部结构口内观
A. 颊面观;B. 𬌗面观

二、短种植体在改良式上颌窦内提升术中的应用

由于冲顶式上颌窦内提升术通常安全的提升高度最大为 4mm,因此在选择种植体长度时受到一定的限制。短种植体的出现,为窦嵴距高度小于 5mm 的患者采用冲顶式上颌窦内提升术提供了可行性。图 4-2-18 是改良式窦提升的示意图。

该方法的最大好处是种植体顶部保留有 1~2mm 厚度的骨块,起到一定的帐篷效应,减少窦底黏膜在提升过程中破裂的机会,可以很好地形成一个完整的封闭腔隙,有利于新骨的形成。

1. 单颗牙缺失,窦嵴距较低　30 岁男性患者,B6 缺失,少量吸烟,全身状况良好。术前数码全景片示牙槽骨高度不足(图 4-2-19),需提升上颌窦底,故进一步 CBCT 检查。

术前 CBCT 检查,示窦嵴距高度为 3~4mm,窦腔内无炎症,无分隔,窦黏膜小于 1mm. 拟行 BICON 盘状器械内提升术(图 4-2-20)。

采用短种植体,并采用特定的窦提升基台,防止种植体掉入窦腔内,术后 CBCT 示种植体周围及顶部形成了良好的人工骨环绕,窦黏膜无破裂,提升效果良好(图 4-2-21)。

上颌窦提升后,等待 6~8 个月,完成最终修复(图 4-2-22)。

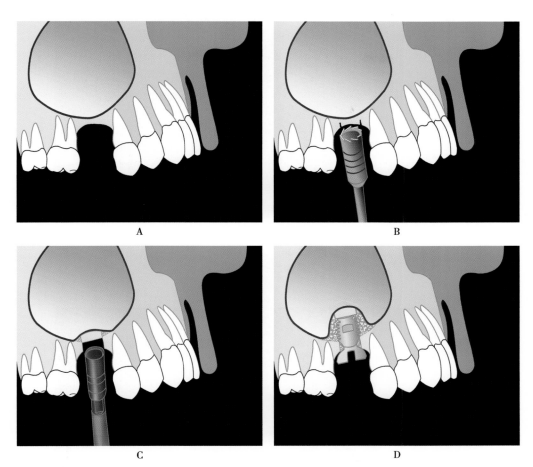

图 4-2-18 短种植体在上颌窦内提升中的应用示意图
A. 窦嵴距小于 5mm；B. 去除部分骨质，保留底部约 1mm 的骨量；C. 使用圆盘状
提升器械；D. 放置短种植体，并窦提升基台

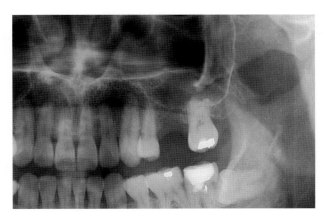

图 4-2-19 术前数码全景片

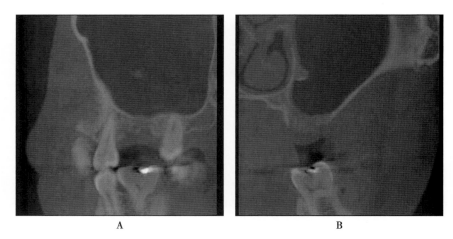

图 4-2-20   术前 CBCT
A. 矢状面观；B. 冠状面观

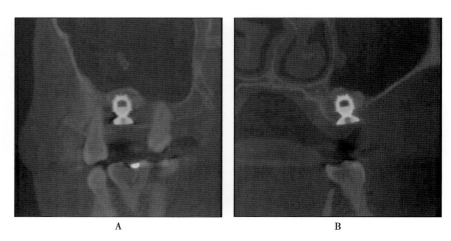

图 4-2-21   植入短种植体
A. 矢状面观，见种植体顶部周围植入的骨粉；B. 冠状面观

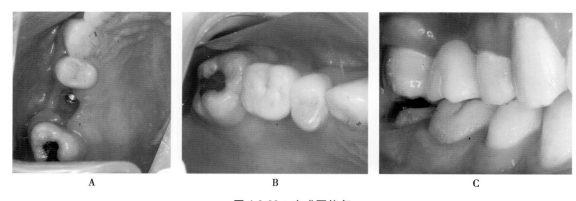

图 4-2-22   完成冠修复
A. 二期手术后，软组织基本愈合；B. 牙冠修复𬌗面观；C. 颊面观

2. 连续两颗后牙缺失　47 岁女性患者,A67 缺失,全身状况良好,术前直接进行 CBCT 检查。

CBCT 示剩余牙槽嵴的高度约 2.5mm,窦腔黏膜厚度合适,窦内无炎症(图 4-2-23)。由于患者惧怕手术,拒绝侧壁开窗提升术,要求微创,故选择短种植体经嵴顶的内提升术式(图 4-2-24)。

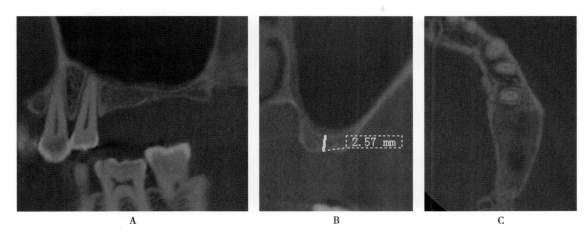

A　　　　　　　　　　　B　　　　　　　　　　　C

图 4-2-23　术前 CBCT 检查
A. 骨量高度明显不足;B. 骨高度约 3mm;C. 缺牙区宽度可

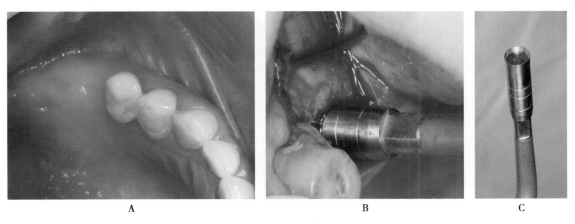

A　　　　　　　　　　　B　　　　　　　　　　　C

图 4-2-24　逐级备洞,植入种植体
A. 口内观;B. 慢速备洞;C. 选择盘状提升器械

采用盘状提升器械,完成窦底提升,并植入携带有窦提升基台的短种植体,严密缝合(图 4-2-25)。同期植入种植体术后 CBCT,显示形成了良好的窦底提升,种植体顶部及四周均有充填的人工骨接触环绕,窦黏膜完整无破裂(图 4-2-26)。

完成最终修复,由于颌间距离较短,A7 采用了金属咬合面修复(图 4-2-27)。冠修复完 8 个月后 CBCT 复查,骨量维持佳,保证了种植修复的延期成功率(图 4-2-28)。

3. 连续多颗后牙缺失　连续多颗后牙缺失,当剩余骨高度小于 5mm 时,通常会选择侧壁开窗上颌窦外提升术。为减轻手术创伤和术后反应,通过改良的内提升术,选择短种植体,仍

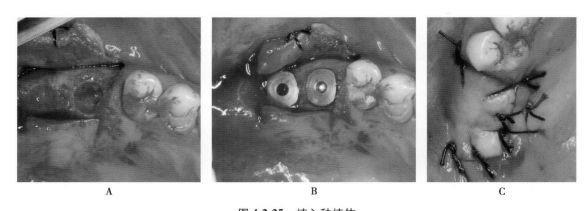

图 4-2-25   植入种植体
A. 完成提升的种植窝；B. 植入带有窦提升基台的短种植体；C. 严密缝合

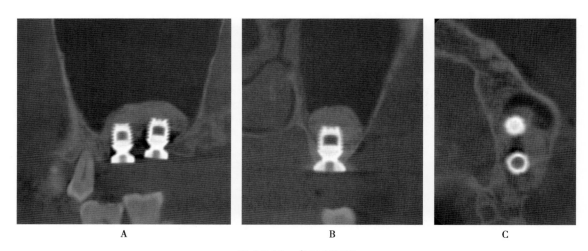

图 4-2-26   术后 CBCT
A. 矢状面观，见良好的骨增量效果；B. 冠状面观；C. 水平面观

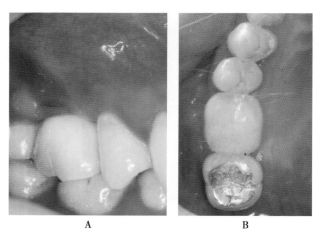

图 4-2-27   完成最终冠修复
A. 颊面观；B. 殆面观

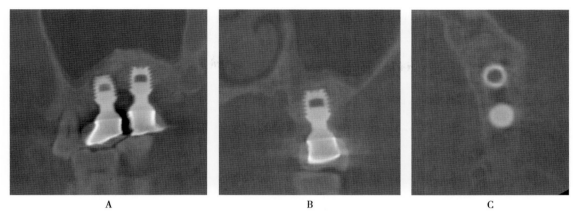

图 4-2-28　修复完后 8 个月时 CBCT 复查,骨量维持良好
A. 矢状面观;B. 冠状面观;C. 水平面观

然可以获得满意的效果。55 岁男性患者,A4 ~ A7 缺失,不吸烟,全身状况可。CBCT 示剩余牙槽嵴的高度平均为 4mm 左右,窦底黏膜厚度适中,窦腔内无炎症和分隔(图 4-2-29)。

采用环形去骨钻,去除部分骨质(图 4-2-30)。

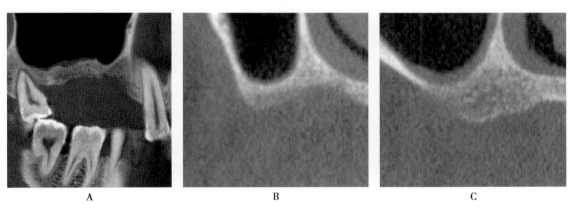

图 4-2-29　术前 CBCT
A. 矢状面观,剩余骨高度约 4mm;B、C. 冠状面观,牙槽嵴宽度可

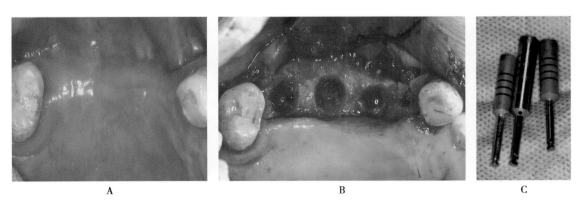

图 4-2-30　去除部分骨质
A. 口内观,牙槽嵴宽度可;B、C. 选用环形去骨钻,去除部分骨质,对剩余骨质
进行环形切割,便于提升骨块

采用盘状窦提升器械进行上颌窦底的提升,并植入短种植体(图 4-2-31)。

术后当天 CBCT,窦底黏膜完整,种植体顶部可见被顶起的骨块(图 4-2-32)。

术后 10 个月,CBCT 可见种植体周围有明显的新生骨形成(图 4-2-33)。

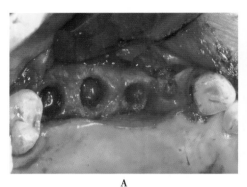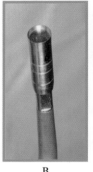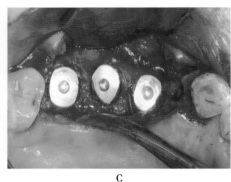

A   B   C

图 4-2-31 窦提升,完成种植体植入

A. 逐级慢速备洞,剩余窦底骨量厚度 1~2mm;B. 盘状窦提升工具;C. 植入携带有窦提升基台的短种植体

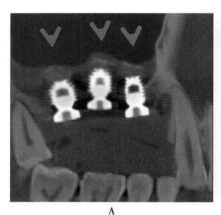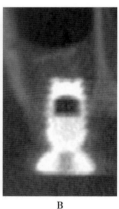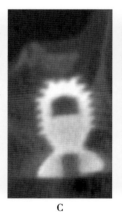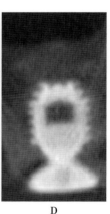

A   B   C   D

图 4-2-32 术后 CBCT

A. 见窦底得到明显提升;B、C、D. 三个位点的冠状面观,骨增量效果良好

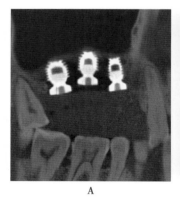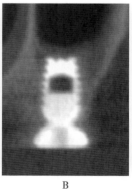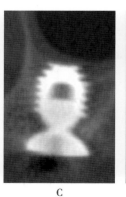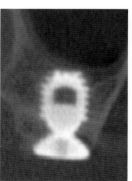

A   B   C   D

图 4-2-33 术后 10 个月 CBCT

A. 种植体周围及顶部骨改建完成;B、C、D. 三个位点见种植体周围新骨形成良好

完成上部结构修复(图4-2-34)。

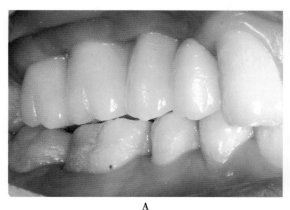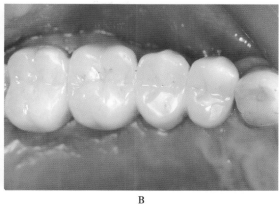

A　　　　　　　　　　　　　　　　　B

图4-2-34　术后10个月,完成冠修复
A. 颊面观;B. 殆面观

三、超声骨刀水压力法进行上颌窦内提升术

超声骨刀水压力法进行上颌窦内提升术(hydrodynamic sinus lift by crestal approach),采用超声骨刀的金刚砂磨头经牙槽嵴路径磨切至窦底,换用内提黏膜刀头,通过调节水冲压力慢慢将上颌窦底黏膜分离,再填入人工骨粉,植入种植体(图4-2-35)。

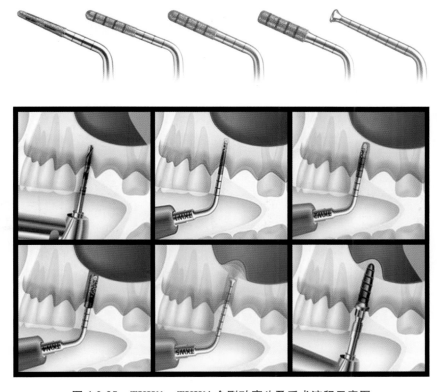

图4-2-35　TKW1~TKW4金刚砂磨头及手术流程示意图

　　手术流程如下:①球钻扩开定位孔;②直径2.2mm先锋钻磨切至距上颌窦底1mm处(术前CBCT);③采用Piezotome超声骨刀机,按TKW1～TKW4金刚砂刀头(直径依次为1.35mm、2.1mm、2.35mm、2.80mm),上颌窦底黏膜有一定的回弹感;④内提黏膜:刀头(TKW5),调节水冲大小,依次为40ml/min、50ml/min、60ml/min,每次水冲持续时间小于5秒,利用垂直水冲压力逐步分离上颌窦黏膜;⑤在填入骨粉之前,再使用TKW4(2.80mm)去除通道底部的残留骨质,便于骨粉填入。此时,由于窦底黏膜已经和窦底骨面分离,加上超声骨刀的钝性金刚砂磨头对软组织的微损伤,不会造成窦黏膜的破裂。

　　1. 单颗后牙缺失　36岁女性患者,B6缺失,不吸烟,全身状况可。要求微创手术。术前数码全景片示窦底至牙槽嵴顶距离约4.4mm,采用超声骨刀内提窦底黏膜,暴露窦底黏膜,窦底黏膜完整分离(图4-2-36)。

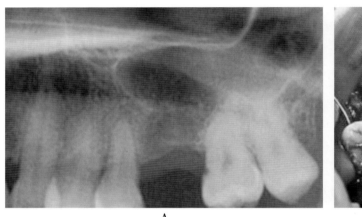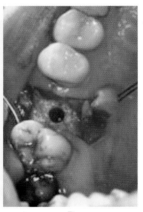

A　　　　　　　　　　　　　　　　　　　B

图4-2-36　术前数码全景片
A. 窦嵴距不足,需要提示;B. 完成种植窝的预备及窦底提升

植入种植体,严密缝合(图4-2-37)。

同期植入种植体,术后当天拍摄CBCT示窦底黏膜完整,种植体周围高密度影像为术中植

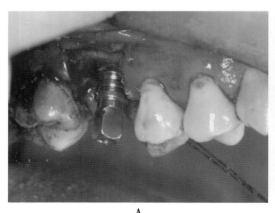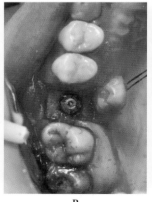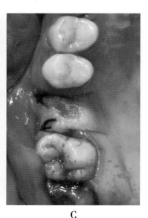

A　　　　　　　　　　　　B　　　　　　　　　　　　C

图4-2-37　完成种植体植入
A、B. 植入种植体;C. 缝合

入的 Bio-Oss 骨粉（图 4-2-38A）。术后 6 个月，种植体顶部周围可见新生骨小梁形成，提示新骨形成良好，提升高度为 7.2mm（图 4-2-38B）。

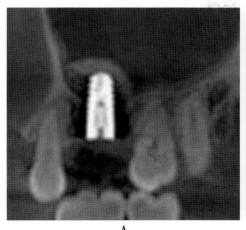 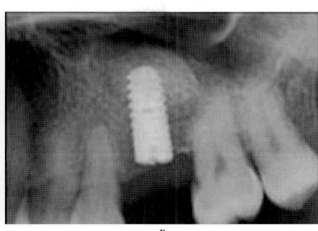

A　　　　　　　　　　　　B

图 4-2-38　术后检查影像
A. 术后 CBCT；B. 6 个月后全景片

6 个月后，完成冠修复（图 4-2-39）。

2. 多颗后牙缺失　对于多颗后牙缺失的患者，采用超声骨刀，经牙槽嵴顶内提上颌窦底，可以获得理想的骨增量效果。

40 岁男性患者，不吸烟，全身状况可。A6、A7 缺失。术前窦底黏膜至牙槽嵴顶距离约为 3mm（图 4-2-40A）。术中采用超声骨刀内提窦底黏膜，清楚可见暴露的窦底黏膜，窦底黏膜完整剥离（图 4-2-40B）。

术中同期植入种植体 2 颗，术后当天 CBCT 示窦底黏膜完整，种植体顶部周围被骨粉包围，提升高度为 9.6mm（图 4-2-41）。

术后 6 个月完成冠修复（图 4-2-42A～C）。修复后 15 个月 CBCT 复查，种植体顶部及周

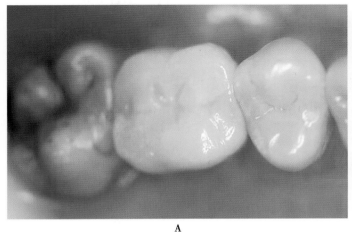 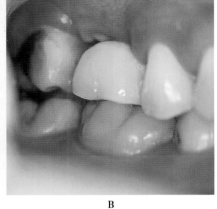

A　　　　　　　　　　　　B

图 4-2-39　完成冠修复
A. 𬌗面观；B. 颊面观

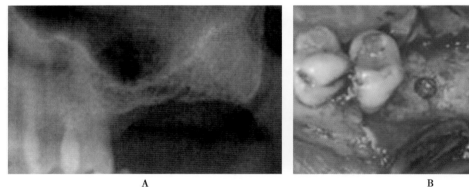
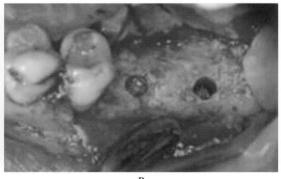

图 4-2-40 术前数码全景片

A. 牙槽嵴高度约为 3mm；B. 术中超声骨刀暴露窦底黏膜

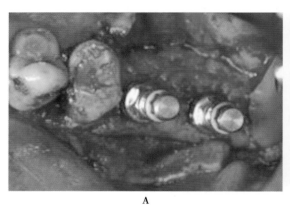
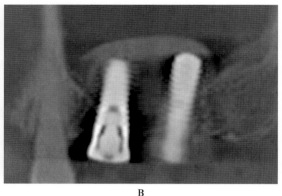

图 4-2-41 植入种植体

A. 同期植入根形种植体术后；B. CBCT 示理想的穹顶状骨增量效果

围骨组织完成了改建，顶部有理想的骨组织存在（图 4-2-42D）。

3. 上颌窦内有炎症的情况 CBCT 对于上颌窦内的炎症可以有正确的判断，如上颌窦内的积液、上颌窦黏膜的炎性增生等。一个清楚的术前判断是保证上颌窦提升能否成功的重要前提。

61 岁的男性患者，B7 缺失。少量吸烟，全身状况可。

术前 CBCT 检查，发现左侧上颌窦内有积液，黏膜炎性增厚，建议耳鼻喉科治疗（图 4-2-43A、B）。4 个月后 CBCT 复查，积液消失，见增厚的窦底黏膜（图 4-2-43C），患者要求种植牙修复。

由于第二磨牙的位置影响临床操作，故当单颗牙缺失伴骨量不足时，通常只能通过经牙槽嵴顶的内提升术来完成。B7 行超声骨刀水冲压力法上颌窦内提升术，植入人工骨粉，同期植入种植体（图 4-2-44A、B）。种植修复后 5 个月，CBCT 示种植体底部及体部均有改建好的新生骨形成（图 4-2-45）。完成修复后 5 个月（图 4-2-46）。

4. 分次完成上颌窦内提升及种植体植入 对于窦内黏膜增厚较为明显或有慢性炎症的患者，可以分阶段完成上颌窦内提升和种植体植入。

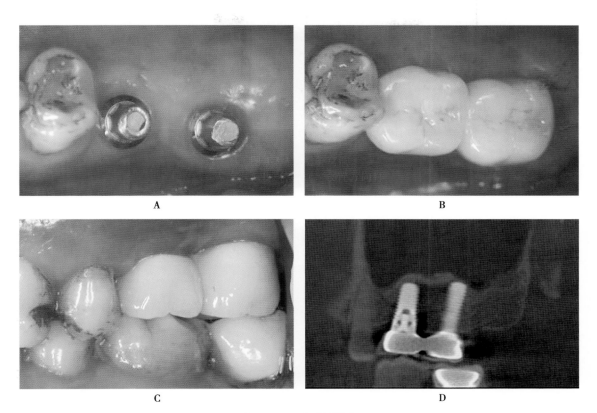

图 4-2-42　完成冠修复
A ~ C. 术后 6 个月完成冠修复修复后;D. 15 个月 CBCT 复查

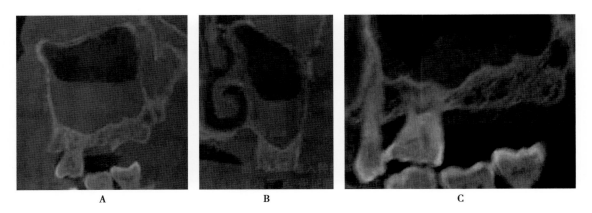

图 4-2-43　术前 CBCT 检查
A. 窦腔内积液(A,B);C. 4 个月后,CBCT 复查

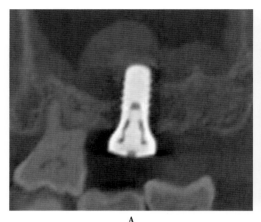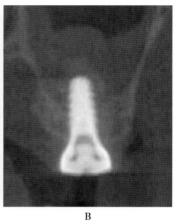

A   B

图 4-2-44   完成上颌窦提升, 同期植入种植体
A. 矢状面; B. 冠状面

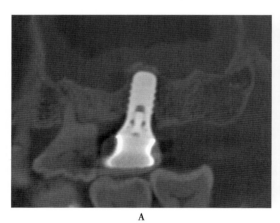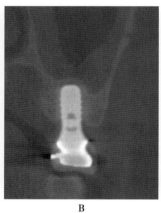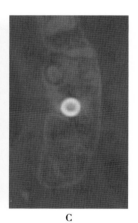

A   B   C

图 4-2-45   修复完成后 5 个月, CBCT 检查
A. 矢状面观; B. 冠状面观; C. 水平面观

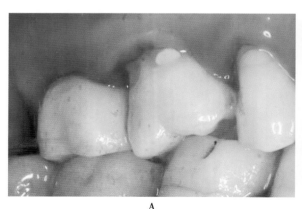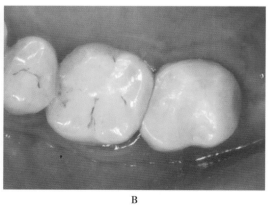

A   B

图 4-2-46   修复后 5 个月复查, 牙龈状况良好
A. 颊面观; B. 𬌗面观

55 岁男性患者,B67 缺失。吸烟,全身状况可。CBCT 示窦腔内黏膜增厚明显,故先进行上颌窦提升(图 4-2-47、图 4-2-48),观察提升效果后,第二阶段再进行种植体植入。

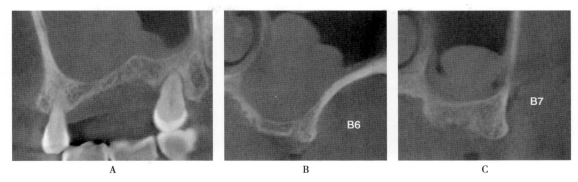

图 4-2-47　术前 CBCT,上颌窦内黏膜明显增厚
A. 剩余牙槽嵴高度约为 3mm,窦黏膜增厚明显;B. B6 位点冠状面观,牙槽嵴宽度理想;
C. B7 位点冠状面观

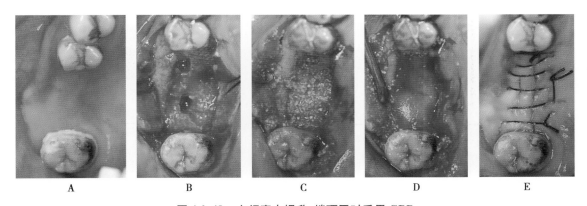

图 4-2-48　上颌窦内提升,嵴顶同时采用 GBR
A. 口内观;B、C. 分离窦黏膜,填入骨粉;D. 覆盖胶原膜;E. 缝合

术后 CBCT,并没有形成良好的提升效果。窦黏膜虽有穿破,但由于窦黏膜厚度较厚,植入的骨粉部分在窦黏膜内,没有形成理想的穹顶式提升(图 4-2-49)。

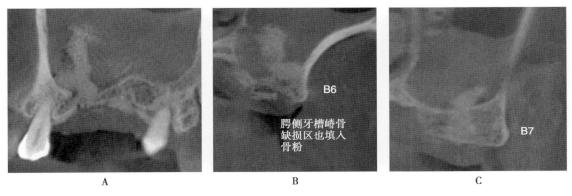

图 4-2-49　术后 CBCT
A. 填入的骨粉有弥散;B. B6 冠状面观;C. B7 冠状面观

内提升术后 6 个月,窦腔内炎症有减轻,CBCT 示虽然有骨粉丢失,但牙槽嵴顶和窦腔内仍然有新骨形成,获得植入种植体的骨高度(图 4-2-50)。

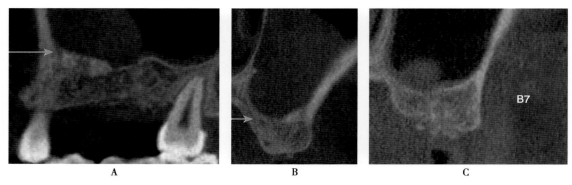

图 4-2-50　提升后 6 个月 CBCT
A. 一定量的新骨形成;B. 有一定的骨增量;C. B7 位点也有部分新骨形成

内提升术 6 个月后,采用冲顶式内提升法植入种植体,填入少量人工骨。术后 CBCT 示种植体底部及体部均有骨组织围绕(图 4-2-51)。

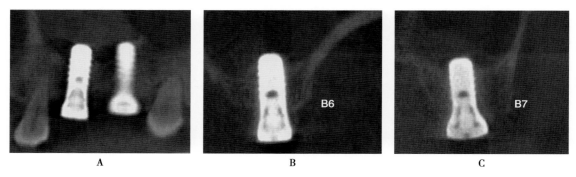

图 4-2-51　提升后 6 个月,植入种植体
A. 矢状面;B. B6 位点冠状面观,种植体周围有骨结构围绕;C. B7 位点冠状面观

种植体植入 5 个月后,CBCT 示骨量维持佳,上颌窦内的炎症有明显改善,种植体周围有良好的骨结合形成,可以保证种植体的成功(图 4-2-52)。完成冠修复(图 4-2-53)。

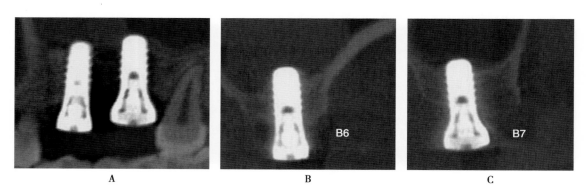

图 4-2-52　种植体植入后 5 个月 CBCT
A. 矢状面观;B. 冠状面观;C. 冠状面观

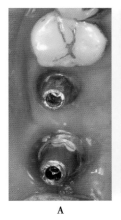
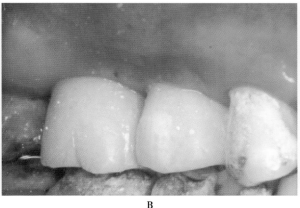
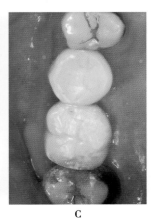

A　　　　　　　　　　　　　　B　　　　　　　　　　　　　　C

图 4-2-53　完成冠修复
A. 安装基台;B. 冠修复,颊面观;C. 口内观

5. 富含纤维蛋白原的血浆(CGF)在窦提升中应用　对于上颌窦提升的患者,为增强上颌窦内的抗感染能力和窦腔内的新骨形成能力,可以采用富含纤维蛋白原的血浆,先填入提升的窦腔内,或者和人工骨粉混合后填入,可以提高上颌窦提升的效果。

患者,男性,56 岁,B5 ~ B7 缺失。CBCT 示牙槽骨骨量不足,需要进行上颌窦提升(图 4-2-54)。

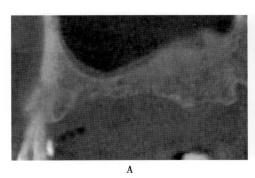
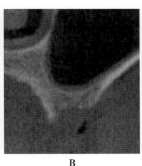
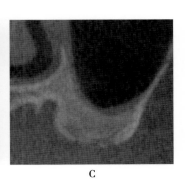

A　　　　　　　　　　　　　B　　　　　　　　　　　　　C

图 4-2-54　术前 CBCT
A. 牙槽骨高度不足;B、C. 宽度理想

超声骨刀金刚砂磨头进行种植体窝的备洞,清楚可见窦底黏膜(图 4-2-55)。

制备 CGF(图 4-2-56)。

骨粉与 CGF 混合,CGF 可以制备成膜状,在种植窝内填入骨粉之前,可以先填入膜状的 CGF,同期植入根型种植体(图 4-2-57)。

术后 CBCT,示种植体底部可见填入的人工骨影像(图 4-2-58)。

提升后 6 个月,完成冠修复(图 4-2-59)。

1 年后复查,软组织状况良好,CBCT 示种植体周围骨性结合维持良好(图 4-2-60)。

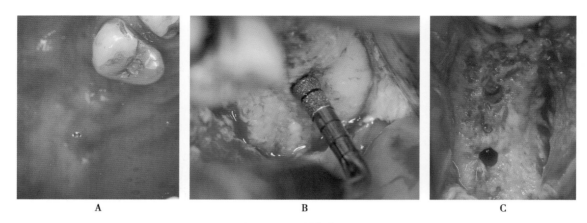

图 4-2-55　制备窝洞

A. 口内观；B. TKW4 去除嵴顶的骨质；C. 暴露窦底的黏膜

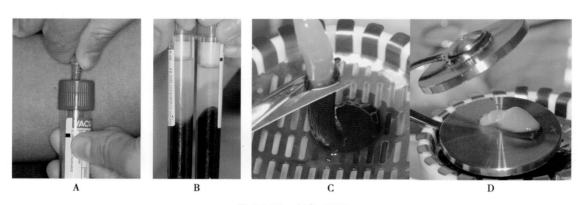

图 4-2-56　制备 CGF

A. 抽血；B. 离心后；C. 获得 CGF；D. 将 CGF 制备成膜

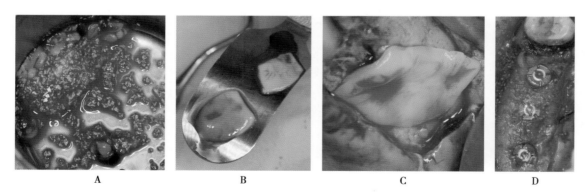

图 4-2-57　植入 CGF 及种植体

A. CGF 与人工骨粉混合；B. 制成膜状的 CGF；C. 填入 CGF；D. 同期植入种植体

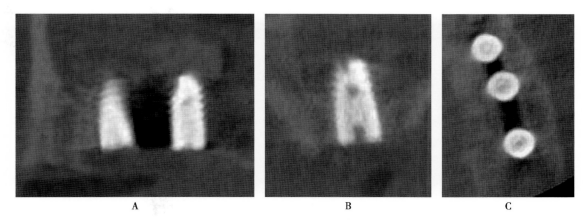

图 4-2-58　术后 CBCT，见种植体顶部有填入的人工骨
A. 矢状面观；B. 冠状面观；C. 水平面观，种植体之间存在伪影

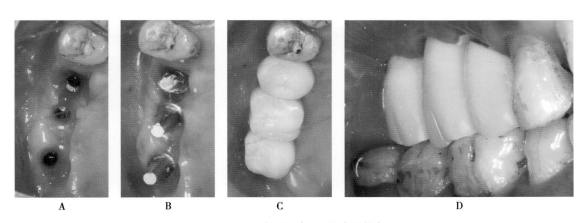

图 4-2-59　术后 6 个月，完成冠修复
A. 二期手术后，软组织基本愈合；B. 安装基台；C. 戴冠；D. 颊面观

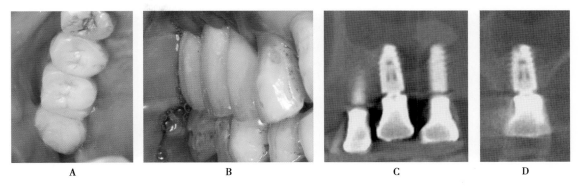

图 4-2-60　1 年后复查
A. 口内观；B. 颊面观；C. 1 年后 CBCT 仍见种植体顶部增量形成的骨组织；
D. 冠状面观，骨组织维持良好

第三节 种植影像学在前牙区种植中的应用

一、前牙区牙槽骨骨量充足的前牙种植

在前牙区,CBCT 是最常用的手段,可以准确判断牙槽嵴的宽度,为是否采取骨增量手段做出术前判断。如果牙槽嵴宽度充分,可以简化治疗方法,避免垂直松弛切口,减少创伤。

1. 骨量充足,薄龈型 25 岁女性患者,A1、B1 外伤后缺失 3 个月。牙槽嵴丰满,牙龈属于薄龈型(图 4-3-1)。

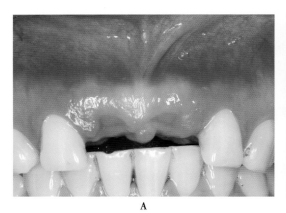
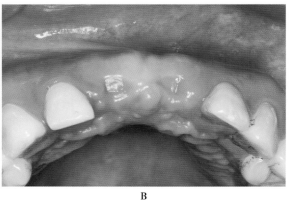

图 4-3-1 口内观牙槽嵴丰满
A. 颊面观;B. 粭面观

CBCT 示牙槽嵴宽度充分,唇侧无倒凹(图 4-3-2),故制定嵴顶切口,并至相邻的侧切牙龈沟内适当延伸(图 4-3-3A)。制备种植体窝洞,在制备过程中,左手的拇指和示指感知牙槽骨壁的厚度,以保证种植体植入的方向(图 4-3-3B、C)。

植入种植体,植入深度要求在邻牙的釉牙骨质界的根方 2 ~ 3mm。由于该患者的牙槽骨

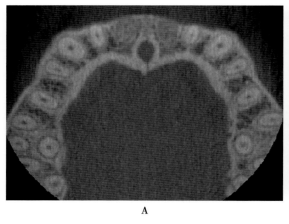
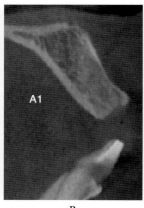
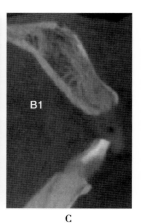

图 4-3-2 术前 CBCT,骨量理想
A. 水平位;B、C. 冠状位

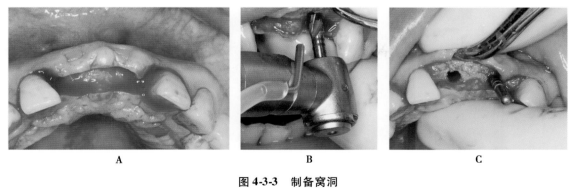

图 4-3-3　制备窝洞
A. 翻瓣；B. 备洞；C. 放置方向杆

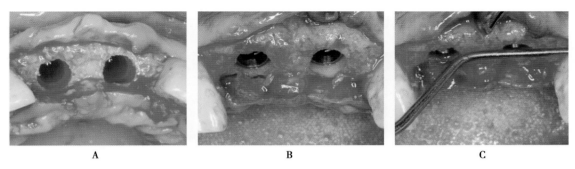

图 4-3-4　植入种植体
A. 完成种植窝的预备；B. 植入种植体；C. 检查植入深度

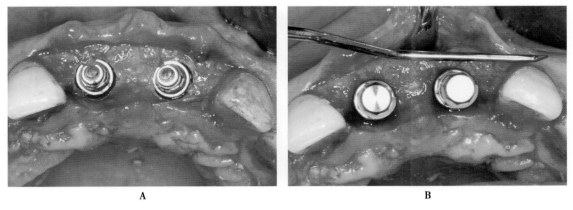

图 4-3-5　植入种植体
A. 种植体植入后；B. 保证唇侧的理想位置

较为丰满,且属于薄龈型,需要将选择的骨水平种植体植入骨缘下 2mm,才能保证修复的美学
要求,而不能简单的将骨水平种植体植入与骨平面平齐(图 4-3-4)。另外,也同时要保证种植
体的唇侧位置在牙弓外形线的腭侧 1.5~2mm(图 4-3-5),选择 2mm 高度的封闭螺丝,刚好与
骨平面平齐,缝合(图 4-3-6)。

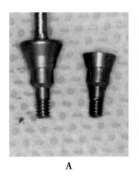
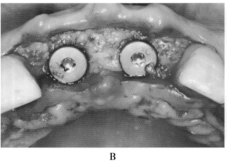
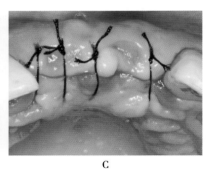

A   B   C

图 4-3-6　缝合术区
A、B. 放置封闭螺丝；C. 缝合

术后 CBCT 示种植体植入方向合理，唇侧骨板保留完整（图 4-3-7）。

术后 3 个月，CBCT 检查（图 4-3-8）。

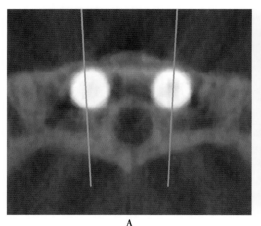
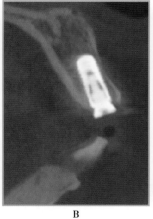
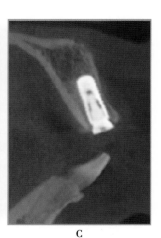

A   B   C

图 4-3-7　术后 CBCT
A. 水平面观；B. A1 矢状面观；C. B1 矢状面观

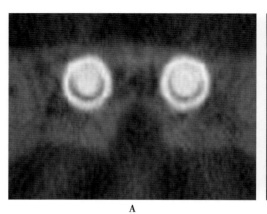
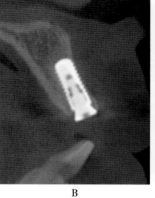
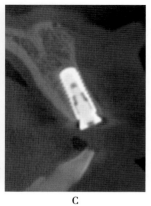

A   B   C

图 4-3-8　术后 3 个月 CBCT
A. 水平面观；B. A1 矢状面观；C. B1 矢状面观

由于两个中切牙之间的牙龈乳突保存较好,故二期手术时,仅做了两个弧形切口,放置牙龈成型器(图4-3-9A)。为避免唇侧牙龈受压,可以将牙龈成型器的唇面调改成斜面(图4-3-9B)。

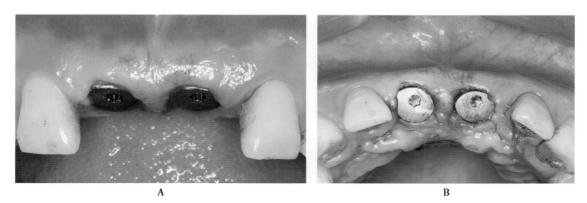

图4-3-9 二期手术,放置带斜面的牙龈成型器
A. 唇面观;B. 带斜面的牙龈成型器

1周后,拆下牙龈成型器,牙龈袖口形成良好(图4-3-10)。
取模,并翻制超硬石膏工作模型(图4-3-11)。

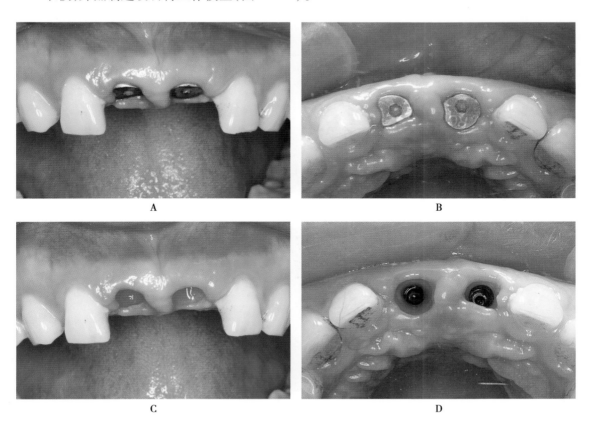

图4-3-10 1周后复诊
A、B. 牙龈软组织愈合良好;C. 种植体之间的牙龈乳突形态良好;D. 唇侧软组织呈理想的弧形

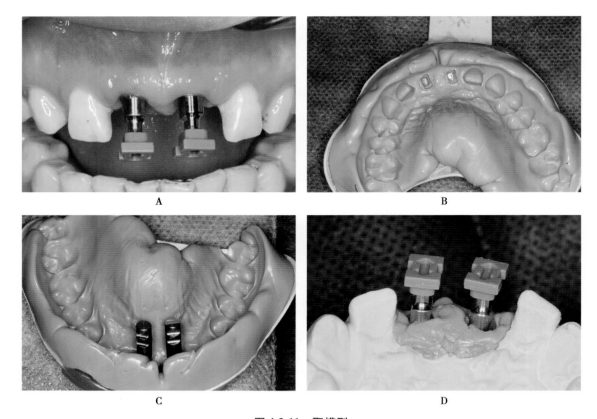

图 4-3-11　取模型
A. 放置取模桩；B. 硅橡胶印模；C. 放置植体代型；D. 翻制工作模型

　　完成冠修复，牙龈软组织形态理想，获得前牙美学修复（图 4-3-12）。

　　2. 骨量充足，牙龈软组织厚度适中　CBCT 除了可以判定骨组织的量外，还有助于术前对于软组织的判断。

　　30 岁的女性患者，A1、B1 外伤性缺牙 6 个月，全身状况可。口内见牙龈状况良好，唇侧较为丰满，没见明显凹陷（图 4-3-13）。

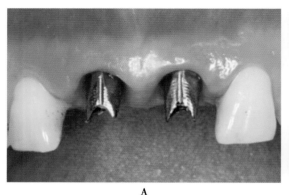

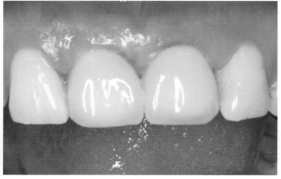

图 4-3-12　完成冠修复
A. 安放基桩；B. 完成冠修复

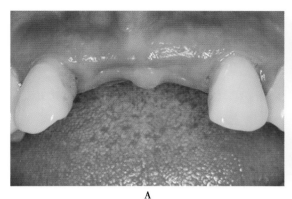
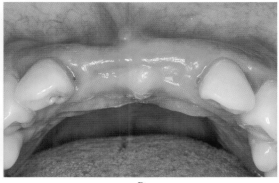

图 4-3-13　A1、B1 外伤缺失
A. 口内见软组织状况良好;B. 唇侧丰满度可

　　CBCT 示牙槽骨宽度很好,根尖部稍有倒凹,提示植入种植体时避免根尖部穿孔(图 4-3-14)。同时,CBCT 可以显示牙龈软组织的厚度约为 3mm,牙龈厚度适中(图 4-3-14B、C)

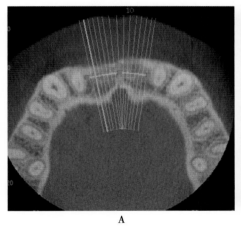
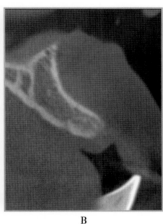
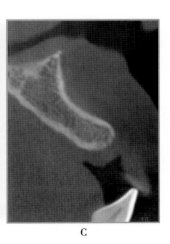

图 4-3-14　术前 CBCT
A. 水平面观;B. A1 矢状面观,软组织厚度约 3mm;C. B1 矢状面观

　　由于骨质较为丰满,为保证前牙的修复美学效果,可以运用球钻去除少许骨质。在种植体的植入位点形成碟形凹陷(图 4-3-15),使得唇侧的骨缘在相邻牙的釉牙骨质界的下方 2mm 处,植入骨水平种植体,种植体上缘与唇侧的骨平面平齐(图 4-3-16)。

　　术后 CBCT 示种植体植入理想的位置,唇腭侧骨板保留了理想厚度(图 4-3-17)。

　　术后 3 个月,CBCT 检查,示骨结合良好,可以进行冠修复(图 4-3-18)。

　　由于中切牙之间的牙龈乳突保存不理想,故在二期手术时,首先将近远中切口偏向腭侧,翻瓣后,进行转瓣(图 4-3-19A、B),使得中间的乳突丰满,上穿龈高度为 4mm 的牙龈成型器,缝合(图 4-3-19C、D)。

　　完成修复,获得良好的美学效果(图 4-3-20)。

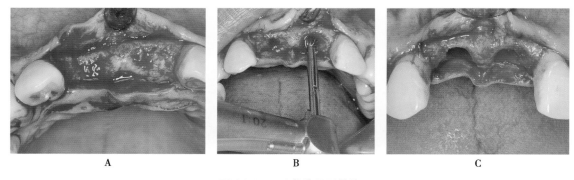

图 4-3-15　形成碟凹形骨缘
A. 翻瓣；B. 球钻修正牙槽嵴顶；C. 形成碟凹形骨缘

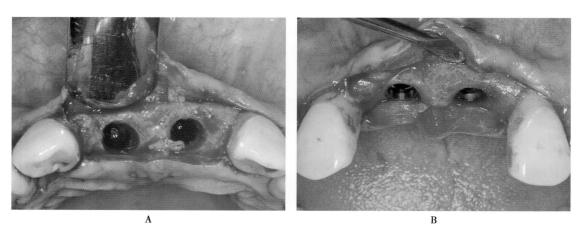

图 4-3-16　完成种植窝预备（A），植入种植体（B）

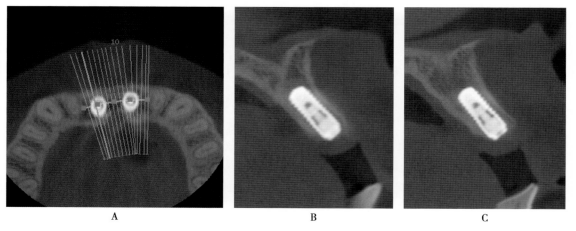

图 4-3-17　术后 CBCT
A. 水平面观；B. A1 矢状面观；C. B1 矢状面观，示理想的植入位置

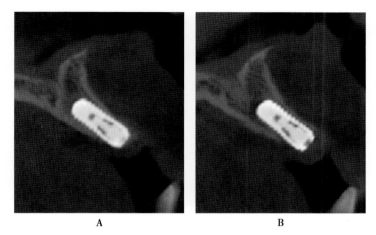

图 4-3-18 术后 3 个月 CBCT
A. A1 骨结合愈合良好;B. B1 骨结合愈合良好

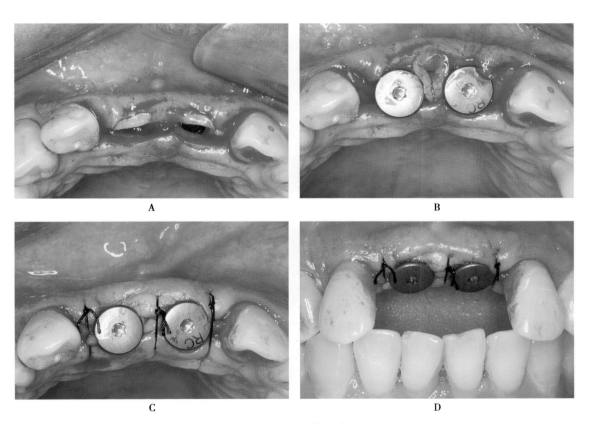

图 4-3-19 二期手术
A. 切口稍偏腭侧;B. 转瓣;C、D. 缝合

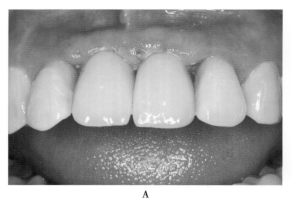
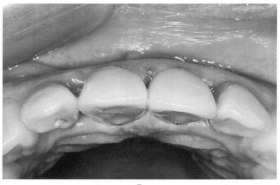

图4-3-20　完成冠修复
A. 唇面观,牙龈乳突得到恢复;B. 唇侧丰满度恢复良好

二、前牙区骨量不足的前牙种植

对于前牙区而言,绝大部分病例由于各种原因如颌面部外伤、牙周疾病、肿瘤、先天疾病以及拔牙后生理性吸收,常常造成牙槽骨的宽度和高度的不足,需要采用骨劈开、骨撑开、膜引导骨再生技术(GBR)、ONLAY骨增量技术等。根据骨量的不足情况,将前牙区的骨量不足分为:唇侧根中、上骨缺损,腭(舌)骨板存留;唇侧根尖1/3骨凹陷,腭(舌)侧骨板存留;唇侧、腭(舌)骨板均有不同程度缺损(高度、宽度均不足)。

CBCT显示各种不同情况的骨量不足(图4-3-21)。

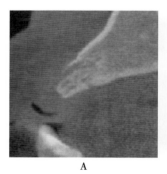
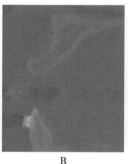
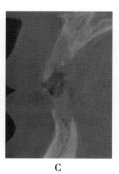
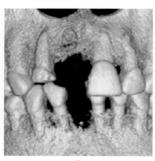

图4-3-21　各种情况的骨量不足
A. 牙槽骨顶部宽度不足;B. 唇侧根尖13骨凹陷;C. 高度、宽度
均不足;D. 三维重建示骨缺损

1. 牙槽嵴宽度稍有不足　18岁男性患者,外伤性B1缺失5年,全身状况可。B1缺失(图4-3-22A、B),CBCT示牙槽骨宽度约为4mm(图4-3-22C)。在中切牙区植入直径为4mm的种植体,需要进行骨增量。

采用骨劈开、骨撑开,手用扩孔钻(图4-3-23A~D),收集自体骨碎屑,唇侧骨板保存完好(图4-3-23E~H),植入4.0mm的种植体,缝合(图4-3-23I~K)。术后CBCT示唇额侧均有充足的骨量,牙槽嵴宽度得到了增量(图4-3-23L)。

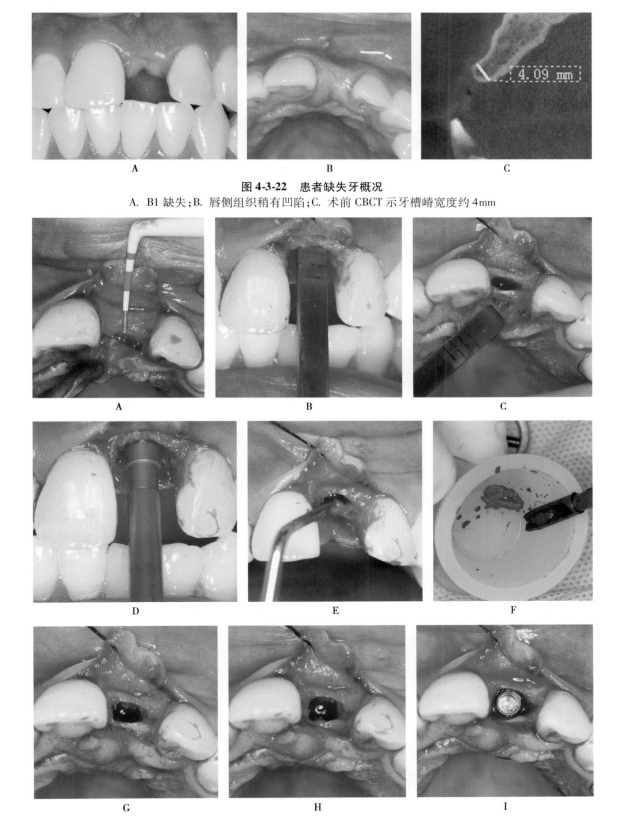

图 **4-3-22**　患者缺失牙概况
A. B1 缺失；B. 唇侧组织稍有凹陷；C. 术前 CBCT 示牙槽嵴宽度约 4mm

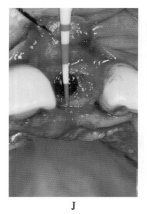
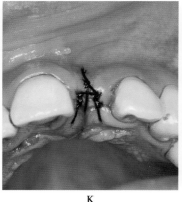
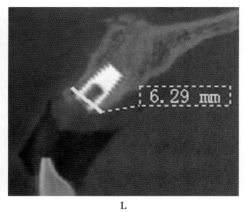

J   K   L

图 4-3-23　骨劈开、撑开，植入种植体，缝合

A. 口内测量牙槽嵴宽度；B、C. 骨劈开；D. 手用扩孔钻备洞，同时撑开唇侧骨板；E、F. 收集骨碎屑；G. 逐级备洞、撑开；H. 唇侧骨板保留完整；I. 植入种植体；J. 口内测量植入种植体后的牙槽嵴宽度；K. 缝合；L. 术后 CBCT

　　3 个月后进行二期手术，唇侧骨板仍然保存完好（图 4-3-24A）。取模（图 4-3-24B），上牙龈成型器（图 4-3-24C）。

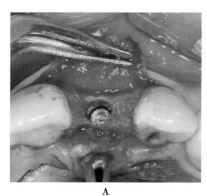
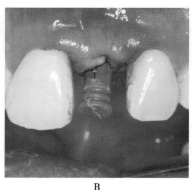
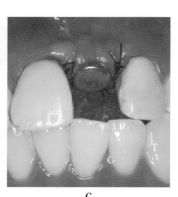

A   B   C

图 4-3-24　二期手术

A. 唇侧骨板完整；B. 上印模帽；C. 安装牙龈成型器

　　完成冠修复，牙龈软组织恢复理想形态（图 4-3-25）。

　　2. 前牙区根尖 1/3 处骨量不足　在前牙区的根尖 1/3 处，由于根尖周病变或生长发育等原因，常常造成该部位存在骨倒凹（图 4-3-26），导致骨量不足，种植体植入时，需要进行一定的骨增量。术前的 CBCT 检查，可以清楚的判定骨倒凹的程度，为 GBR 的应用提供术前诊断依据。

　　25 岁女性患者，A2 先天性缺失。完成正畸治疗，要求种植牙修复。CBCT 示根尖 1/3 处有明显的骨凹陷（图 4-3-26A），提示需要 GBR 进行骨增量。

　　植入种植体，GBR 骨增量根尖部，放置人工骨粉，覆盖胶原膜（图 4-3-27）。

　　缝合。术后 CBCT 示种植体根部中 1/3 处明显的人工骨影像（图 4-3-28B）。最后完成冠修复（图 4-3-28C）。

　　3. 前牙区宽度与高度均有不足　在前牙区，由于牙周病等原因，会造成牙槽骨的宽度和高度均有不足，这类患者需要进行骨增量。术前的 CBCT 检查是十分有效的评估骨组织缺损

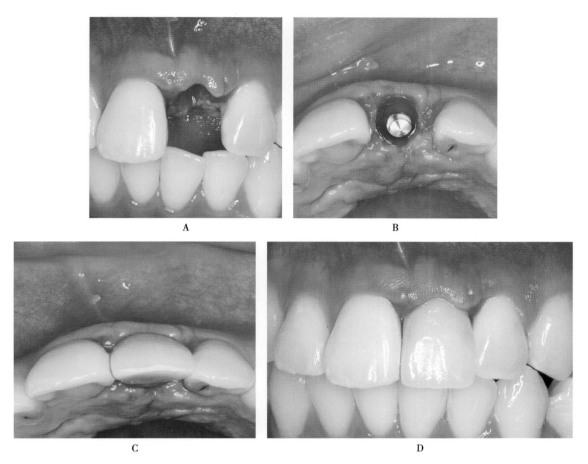

图 4-3-25　完成冠修复
A、B. 牙龈软组织形态良好；C、D. 完成牙冠修复

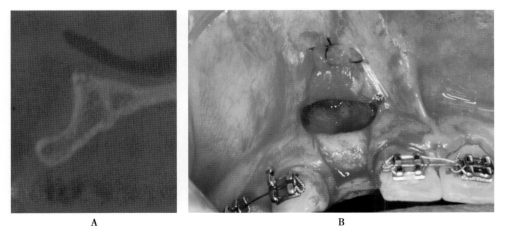

图 4-3-26　术前 CBCT
A. A2 根部骨量不足；B. 翻瓣，见有明显的倒凹

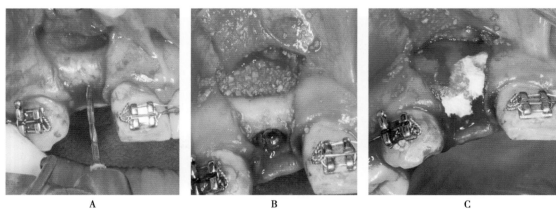

图 4-3-27　GBR 骨增量根尖部
A. 预备种植窝；B. 在骨倒凹处填入骨粉；C. 覆盖胶原膜

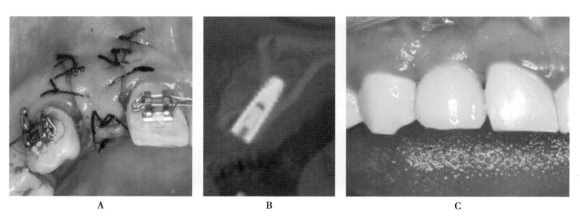

图 4-3-28　完成冠修复
A. 缝合；B. 术后 CBCT 见明显的骨增量；C. 6 个月后完成冠修复

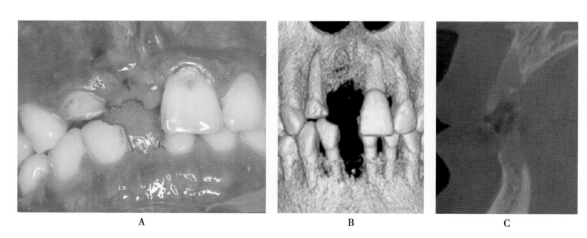

图 4-3-29　患者缺牙区概况
A. 口内观；B. CBCT 三维重建，骨缺损明显；C. 矢状面观

程度的方法,为制定手术方式提供影像学依据。

39 岁的男性患者,A1、C1 外伤性缺牙 5 年。不吸烟,全身状况可。CBCT 示牙槽骨高度 A1 的唇侧骨板和 C1 的舌侧骨板均有缺损(图 4-3-29)。

翻瓣后发现唇侧骨板缺损明显(图 4-3-30A),但仍然保留有部分骨壁,植入种植体后发现仅有

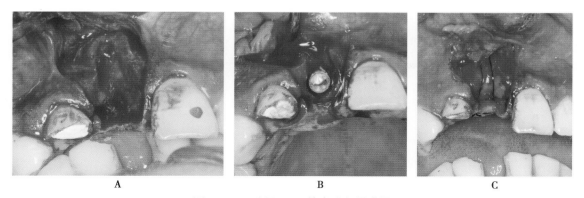

图 4-3-30 采用 GBR 技术进行骨增量
A. 翻瓣,明显的骨缺损;B. 植入种植体;C. GBR,使用缝线固定胶原膜

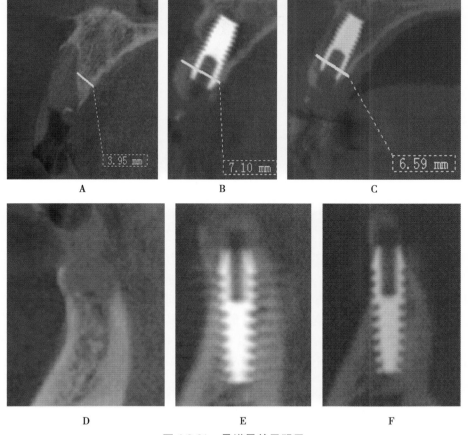

图 4-3-31 骨增量效果明显
A、D. 术前 CBCT;B、E. 植入种植体当天 CBCT;C、F. 9 个月后 CBCT

一个壁的骨质缺失,采用 GBR 技术进行骨增量。为保证效果,采用水平褥式缝合,该缝线在唇侧仅在黏骨膜下回针,固定胶原膜,同时起到有效的减张作用,防止黏膜的裂开(图 4-3-30C)。

术后当天及 9 个月后的 CBCT 示 A1 的唇侧及 C1 的舌侧骨增量效果明显(图 4-3-31)。

完成最终的冠修复(图 4-3-32)。

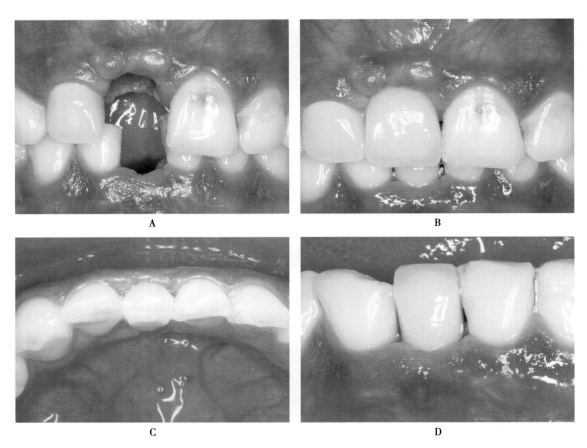

图 4-3-32 完成冠修复,均获得美学修复
A、B. A1 冠修复,口内观;C、D. C1 冠修复

4. 多颗牙缺失,唇侧骨量不足 多颗前牙缺失,由于唇侧骨板丧失或吸收,常常造成唇侧骨量不足。虽然术前的 CBCT 显示缺牙区的剩余牙槽嵴宽度尚可(图 4-3-34B、C),如果仅仅按照剩余骨量进行种植体植入,则不能满足前牙区美学修复的三维空间要求,种植体的位置会过于偏向腭侧,影响最终的修复效果。因此,对于前牙区的多颗牙修复,应当特别注意 CBCT 的水平面测量(图 4-3-34A),同时结合口内的观察(图 4-3-33),根据理想的牙弓弧度,判定种植体的植入位点,制定是否需要进行骨组织增量的手术方案。

34 岁男性患者,A1B1 缺失,唇侧骨量不足。不吸烟,全身状况良好。

术前 CBCT 示虽然缺牙区的骨宽度有 4.6~6.9mm(图 4-3-34B、C),但从 CBCT 的水平面观,缺牙区的唇侧凹陷明显(图 4-3-34A),按前牙区的美学三维空间要求,不能过于偏于腭侧,因此,唇侧预计要进行 GBR 的骨增量。

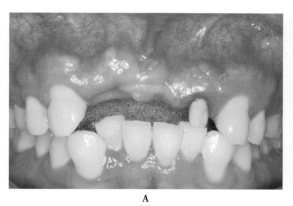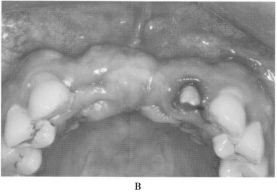

图 4-3-33　口内观
A. 唇面观；B. 殆面观唇侧有软、硬组织缺损

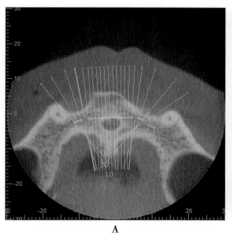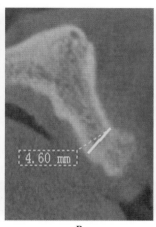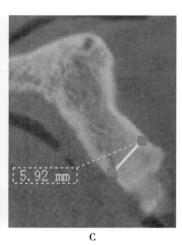

图 4-3-34　缺牙区的唇侧凹陷明显
A. 水平面观见缺牙区有明显的骨凹陷；B、C. 矢状面观见牙槽嵴宽度尚可

翻瓣，经骨劈开、骨挤压，慢速扩孔，进行种植体窝的预备（图 4-3-35）。
植入种植体，GBR 进行骨增量，固定胶原膜，缝合（图 4-3-36）。

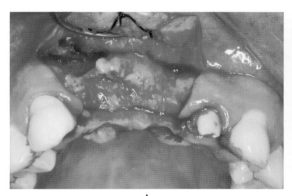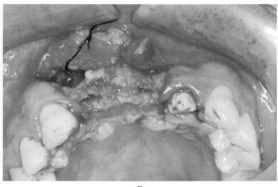

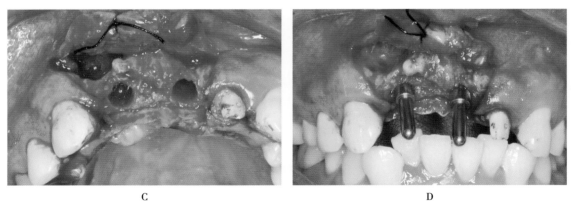

图 4-3-35　种植窝预备
A. 翻瓣；B. 骨劈开；C. 预备好的种植窝；D. 放置方向杆

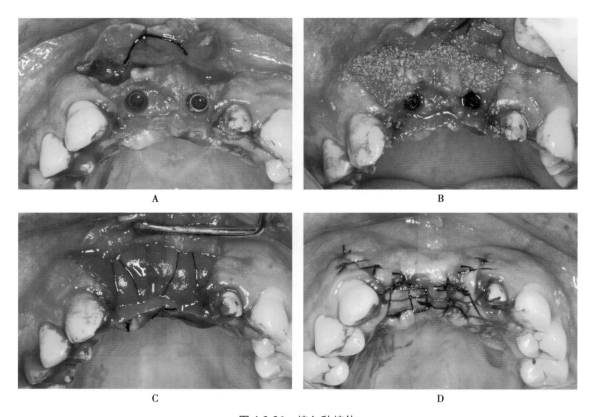

图 4-3-36　植入种植体
A. 植入种植体；B. 放置人工骨；C. 固定胶原膜；D. 缝合

术后 CBCT 示种植体植入理想位置,唇侧可见明显的 GBR 骨增量影像(图 4-3-37)。

6 个月后,二期手术,种植体周围新骨形成好,完成冠修复(图 4-3-38)。

1 年后复查,牙龈状态维持良好,患者满意(图 4-3-39)。

5. 前牙区骨组织、软组织量均不足　前牙区多颗牙缺失常常伴有软、硬组织量同时不足,CBCT 结合口内的术前检查尤为重要,可以准确地评估组织缺损的量和手术的难易程度,为是否采取如 ONLAY 植骨等技术作出合理的推断。

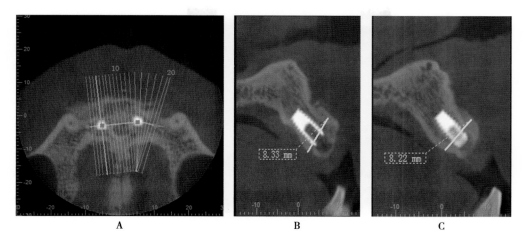

图 4-3-37　术后 CBCT
A. 水平面观,骨增量效果明显;B. A1 矢状面观;C. B1 矢状面观

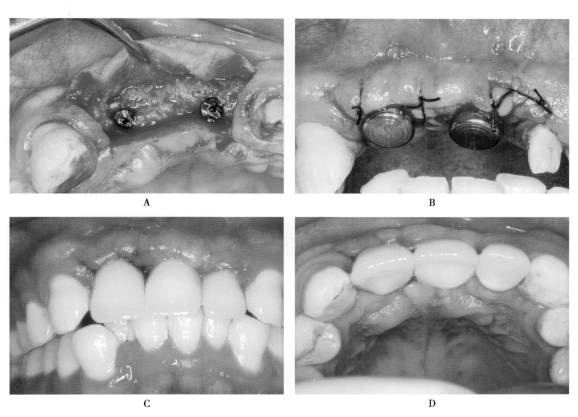

图 4-3-38　二期手术
A. 翻瓣,唇侧骨量理想;B. 上牙龈成型器;C. 冠修复;D. 唇侧丰满度理想

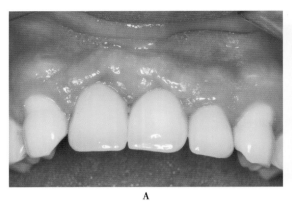
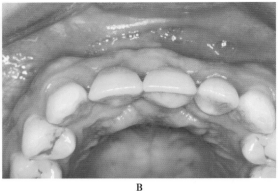

A   B

图 4-3-39 1 年后复查
A. 唇面观;B. 𬌗面观唇侧形态维持良好

20 岁男性患者,A1 残根,B1 缺失。全身状况良好。A1、B1 缺失,口内检查发现软硬组织均有缺损(图 4-3-40),虽然 CBCT 从矢状面观牙槽骨宽度尚可(图 4-3-41B、C),但是从水平面观,发现缺牙区唇侧骨板吸收明显,骨量集中于腭侧(图 4-3-41A),不能满足前牙区的美学三维空间要求,因此需要进行 GBR 的唇侧骨增量。

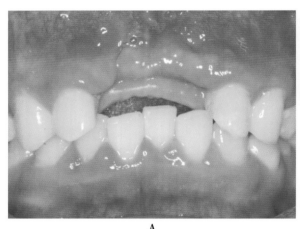
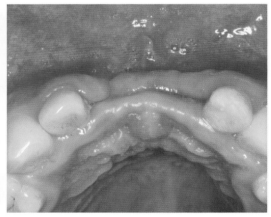

A   B

图 4-3-40 软、硬组织均不足
A. 唇面观,软组织凹陷明显;B. 𬌗面观唇侧丰满度不足

常规经过骨劈开、骨挤压(图 4-3-42A),采用手用扩孔钻,收集自体骨碎屑,先在种植体的表面放置自体骨碎屑(图 4-3-42B、C),再放置人工骨(图 4-3-42D),最后用膜覆盖,缝合(图 4-3-42E)。增加了唇侧的骨量和唇侧的丰满度,保证了修复的美学要求。

术后 CBCT 示唇侧进行了明显的骨增量(图 4-3-43)。

6 个月后,二期手术,进行临时冠修复,牙龈丰满度恢复良好(图 4-3-44)。

3 个月后进行冠修复,牙龈形态良好(图 4-3-45)。

2 年后复查,牙龈状态良好,患者满意(图 4-3-46)。

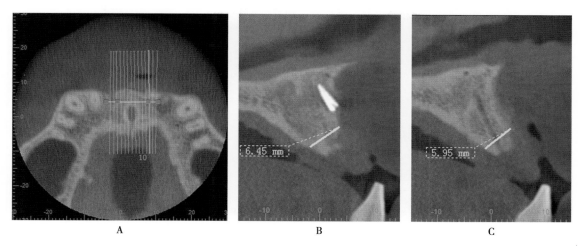

图 4-3-41　术前 CBCT
A. 水平面观,唇侧骨量不足;B. A1 矢状面;C. B1 矢状面,宽度尚可

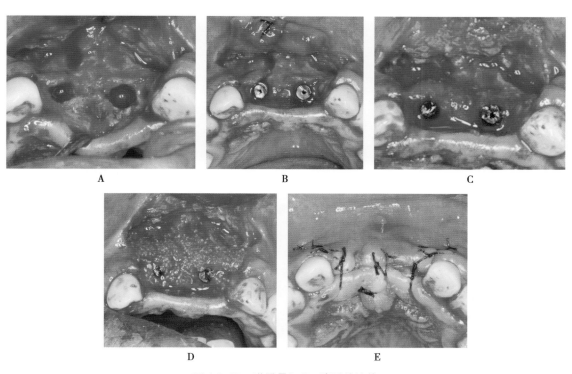

图 4-3-42　增量骨组织,放置种植体
A. 预备的种植窝;B. 植入种植体;C. 放置自体骨屑;D. 再放置人工骨;E. 缝合

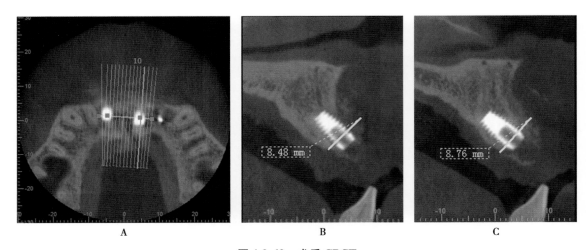

图4-3-43　术后 CBCT
A. 水平面观,见明显的唇侧骨增量;B. A1 矢状面观;C. B1 矢状面观

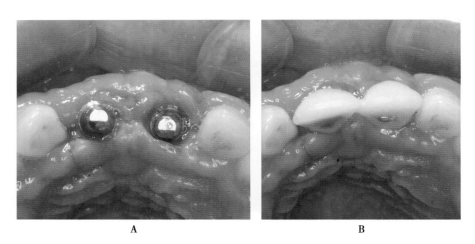

图4-3-44　临时冠修复
A. 安装临时基台;B. 临时冠修复,塑形牙龈软组织

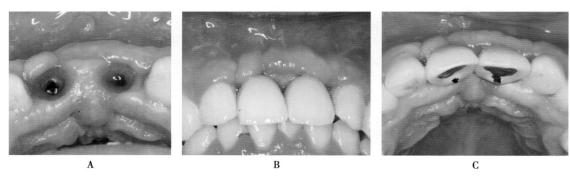

图4-3-45　最终冠修复
A. 软组织愈合良好;B. 唇面观;C. 唇侧丰满度理想

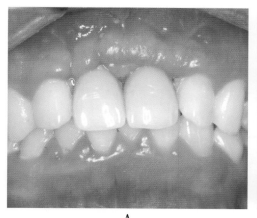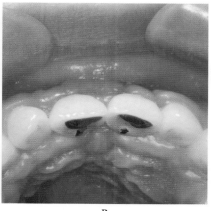

图 4-3-46　复查
A. 牙龈软组织形态良好；B. 唇侧丰满度维持佳

第四节　二次骨劈开法在种植中的运用

对于连续多颗前、后牙缺失的患者，常常由于缺牙时间过长，牙槽嵴过度吸收，特别是容易形成刀状牙槽嵴，这种情况往往牙槽嵴有一定的高度，但宽度明显不足（图 4-4-1A）。这些患者中，有一部分要求种植修复，但拒绝像 ONLAY 植骨这类创伤相对较大的手术。由于一次骨劈开法容易导致唇颊侧骨板吸收等并发症，因此，采用二次骨劈开法。这种方法分两次完成，第一次翻瓣后（图 4-4-2A），采用超声骨刀，在嵴顶、近远中及底部切透皮质骨（图 4-4-2B），底部的位置以对应部位的宽度大于 6mm 为准，此时并不劈开唇颊侧骨板，然后将软组织缝合；术后 4 周左右，黏骨膜已重新附着在唇颊的骨板上，第二次沿嵴顶切开软组织，唇颊侧不翻瓣（图4-4-3A），适当翻开舌侧的软组织，暴露术区，然后用骨劈开器，分离、推开颊侧的骨板，预备种

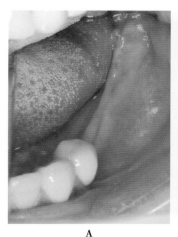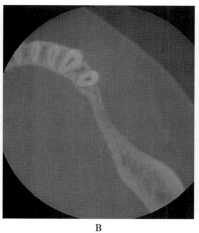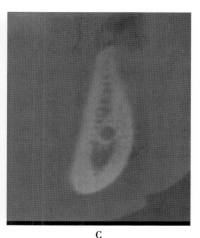

图 4-4-1　牙槽嵴宽度严重不足
A. 口内见缺牙区牙槽嵴呈刀状；B. CBCT 示牙槽嵴宽度约 3mm；C. 冠状面观，
牙槽嵴高度可，上部宽度严重不足

植窝(图4-4-3B),唇颊侧黏骨膜始终与颊侧骨板相连,保证了唇颊侧骨板的血供,利用"三明治"原理,保证了唇颊侧骨板的完整性,又利于唇舌侧骨板之间的新骨形成,达到增宽牙槽嵴宽度的目的。

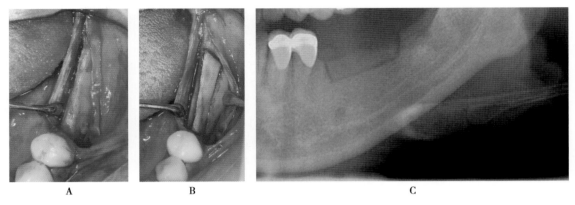

图4-4-2　完成骨组织的箱状切口
A. 翻瓣;B. 超声骨刀完成箱状切口;C. 箱状切口

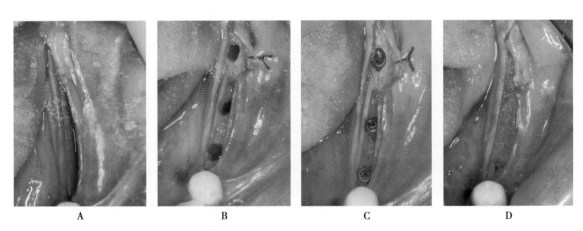

图4-4-3　二次骨劈开
A. 翻瓣;B. 预备种植窝;C. 植入种植体;D. 缝合

一、下颌后牙区

28岁女性患者,D5~7缺失多年。全身状况可。术前CBCT示:患者牙槽骨骨宽度极度不足(2.04~3.95mm),骨高度足够(13.57~15.39mm),且无明显倒凹(图4-4-1)。

超声骨刀行第一次骨劈开:术中翻开全厚瓣,使用超声骨刀,在牙槽嵴顶处预备一条较窄的水平向骨缝,在颊侧牙槽骨预备两条垂直向骨缝切口和一条底部水平向骨缝,关闭创口(图4-4-2B)。全景片示使用超声骨刀行骨劈开的大小及范围(图4-4-2C)。

超声骨刀行第一次切开术4周后,行第二次骨劈开。分离的颊侧骨板与骨膜相连,此时颊侧骨膜已为皮质骨建立血供,同期植入种植体,骨板间植入人工骨,嵴顶处可放胶原塞,以助关闭软组织,可见牙槽嵴宽度增加(图4-4-3)。

术后CBCT示,种植体位置良好,牙槽嵴宽度增加至6.61~7.47mm(图4-4-4)。

种植体植入 4 个月后 CBCT 示,种植体周围骨结合维持良好,牙槽嵴宽度稳定(图 4-4-5)。

二期手术,翻瓣后可见种植区牙槽骨愈合生长良好,最终完成上部修复(图 4-4-6)。

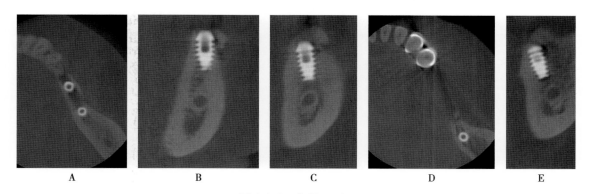

A　B　C　D　E

图 4-4-4　术后 CBCT
A. 见劈开的颊侧骨板;B、C. 冠状面观;D、E. D7 位点 CBCT

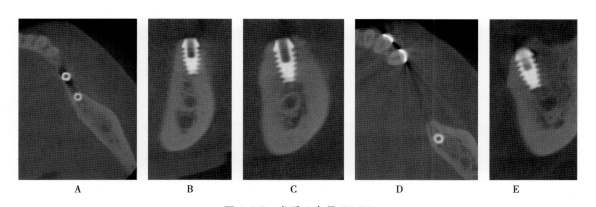

A　B　C　D　E

图 4-4-5　术后 4 个月 CBCT
A. 水平面观;B、C. 矢状面观,颊舌侧骨板间有新骨生成,唇侧骨板保留完整;D、E. D7 位点的 CBCT

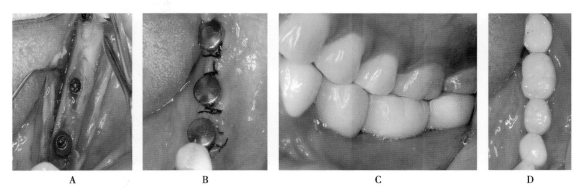

A　B　C　D

图 4-4-6　术后 3 个月,完成修复
A. 二期翻瓣,颊侧骨板完整;B. 上牙龈成型器;C、D. 完成冠修复

二、下颌前牙区

43 岁女性患者,下前牙缺失(C2 ~ D3)多年。术前口内观,见牙槽嵴高度尚可,但宽度不足(图 4-4-7)。

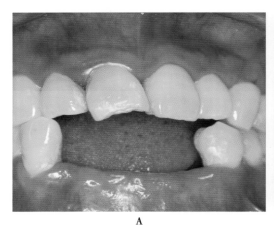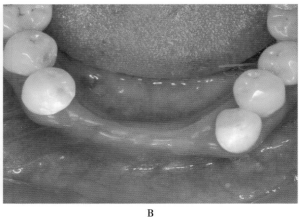

A　　　　　　　　　　　　　B

图 4-4-7　口内观
A. 牙槽嵴高度可;B. 牙槽嵴宽度不足

术前 CBCT 示患者牙槽骨骨宽度极度不足(3.75 ~ 4.84mm);骨高度足够(16.56 ~ 18.01mm),无明显倒凹(图 4-4-8)。

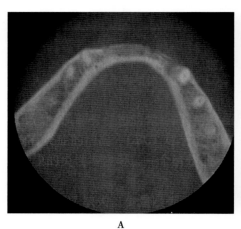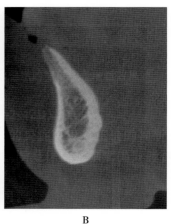

A　　　　　　　　　　　　　B

图 4-4-8　术前 CBCT
A. 水平面观,牙槽嵴宽度约 3.5mm;B. 嵴顶处宽度不足,但底部宽度尚可

超声骨刀行第一次骨劈开:术中翻开全厚瓣,使用超声骨刀,在牙槽嵴顶处预备一条较窄的水平向骨缝,在颊侧牙槽骨预备两条较窄垂直向骨缝和一条较宽的水平向骨缝,关闭创口(图 4-4-9)。

全景片示使用超声骨刀行骨劈开的大小及范围(图 4-4-10)。

超声骨刀行一次骨劈开术后 4 周,行二次骨劈开,分离的颊侧骨板与骨膜相连,此时颊侧

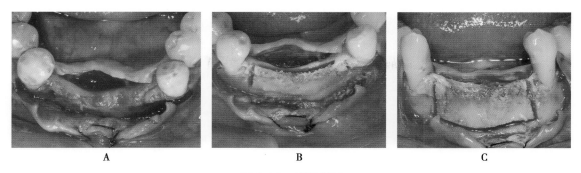

图 4-4-9 箱状切口
A. 翻瓣；B. 嵴顶及近远中切口；C. 完成底部切口

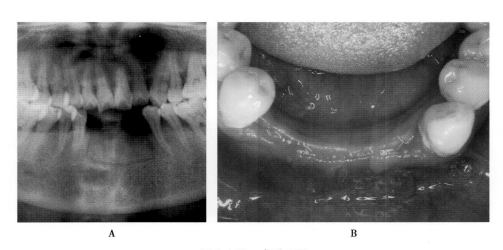

图 4-4-10 术后 4 周
A. 全景片；B. 口内𬌗面观

骨膜已为皮质骨建立血供，同期植入种植体，骨板间植入人工骨，可见牙槽嵴宽度增加（图 4-4-11）。

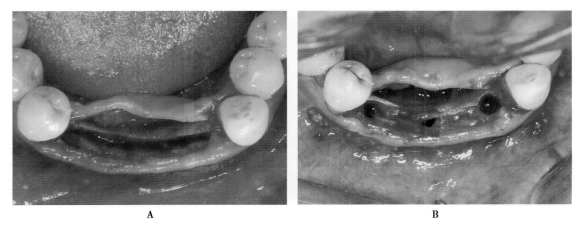

图 4-4-11 二次骨劈开
A. 翻瓣，骨劈开；B. 种植窝预备，植入种植体

种植体植入后 CBCT:可见箱状切口的底缘骨折线。种植体位置良好,种植体位于唇舌侧骨板间,牙槽嵴宽度增加至 6.18~7.43mm(图 4-4-12)。

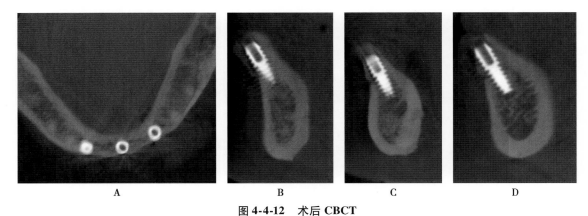

图 4-4-12   术后 CBCT
A. 术后 CBCT 水平面观;B~D. 矢状面观,见唇侧骨板被推开

种植体植入后 4 个月 CBCT 示:种植体周围骨结合良好,牙槽嵴宽度稳定(图 4-4-13)。

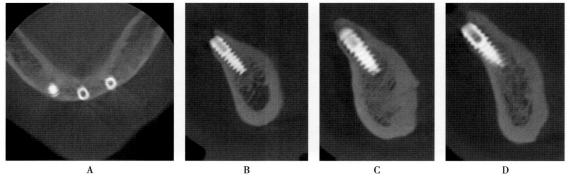

图 4-4-13   术后 4 个月 CBCT
A. 水平面观;B~D. 矢状面观,见新骨形成良好

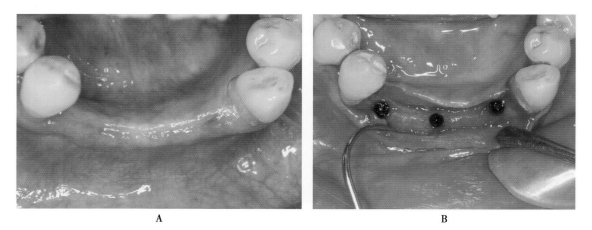

图 4-4-14   二期手术
A. 4 个月后愈合情况;B. 翻瓣后,见种植体的唇侧骨板完整,新生骨状况良好

二期手术示种植区牙槽骨愈合生长良好,牙槽嵴宽度较术前明显丰满(图 4-4-14)。完成最终上部修复(图 4-4-15)。

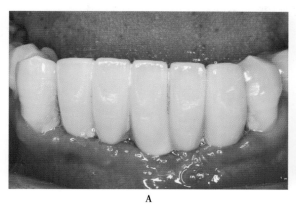
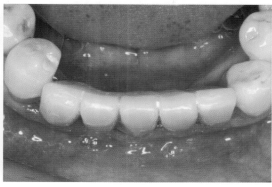

A　　　　　　　　　　　　　　　B

图 4-4-15　完成修复,修复效果良好
A. 颊面观;B. 𬌗面观

第五节　ONLAY 植骨

对于前牙区骨组织缺损较大的病例,仅仅采用骨劈开、GBR 等骨增量技术仍然不能获得足够的骨支持,有必要采用 ONLAY 植骨技术。通常 ONLAY 植骨的口内供区在前牙区颏部和后牙区外斜线处的下颌升支处。CBCT 的术前及术后检查可以准确测量骨量的不足程度和骨量的增量状况和维持情况。

一、缺牙数目较多,刃状牙槽嵴

56 岁男性患者,A1~5 缺失。吸烟,全身状况可。口内检查见 A1~5 缺失,唇颊侧骨板吸收明显,不能获得骨支持(图 4-5-1A、B),数码全景片示缺牙区极低密度影像,需要 ONLAY 植骨才能获得足够的骨量支持(图 4-5-1C)。

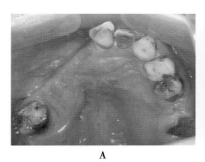
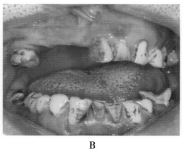
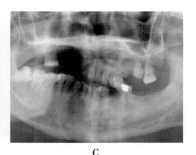

A　　　　　　　　　　　B　　　　　　　　　　　C

图 4-5-1　缺牙区骨量严重不足
A. 口内𬌗面观;B. 口内唇面观;C. 数码全景片示缺牙区低密度影像

由于缺牙区牙弓较长,需要植骨的量较大,故决定从下颌后牙区的外斜线及下颌升支出取骨,获得了约 20mm 长的骨块(图 4-5-2)。

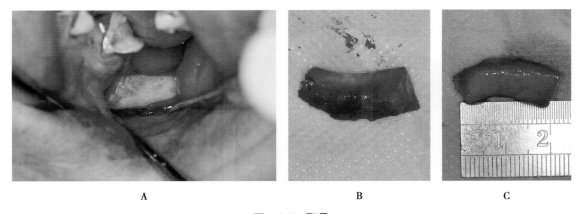

A　　　　　　　　　B　　　　　　　　　C

图 4-5-2　取骨
A. 下颌骨外斜线处取骨；B. 取下的骨块；C. 长度约 20mm

翻瓣后发现缺牙区骨质很薄，呈薄刃状（图 4-5-3A），根本无法直接植入种植体，进行了 ONLAY 植骨，宽度得到明显增宽（图 4-5-3B、C），间隙处填入人工骨粉，并覆盖膜，缝合（图 4-5-4）。术后数码全景片示缺牙区骨密度得到明显提高（图 4-5-5）。

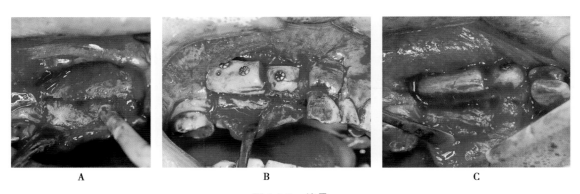

A　　　　　　　　　B　　　　　　　　　C

图 4-5-3　植骨
A. 刃状牙槽嵴；B. 将获得的骨块分成两块固定；C. 松解软组织，便于缝合

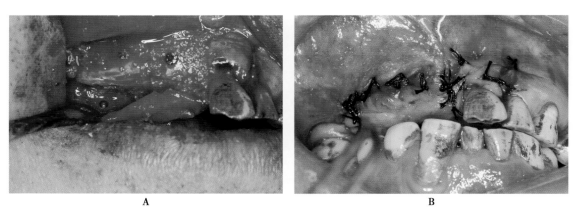

A　　　　　　　　　　　　　　　　B

图 4-5-4　填入人工骨粉
A. 在骨块及间隙处填入人工骨粉，并覆盖胶原膜；B. 无张力缝合

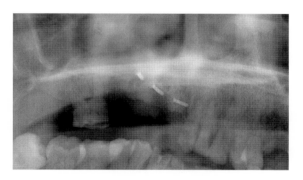

图 4-5-5　术后全景片显示植骨的情况

ONLAY 植骨后 4 个月复查，骨增量效果稳定，并植入 3 颗种植体（图 4-5-6）。
完成种植体植入及最终修复（图 4-5-7）。

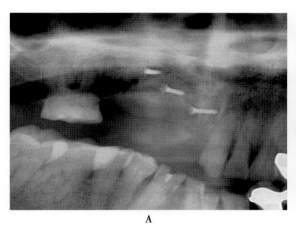 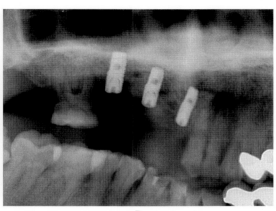

A　　　　　　　　　　　　　　　　　　　　B

图 4-5-6　3 个月后复查
A. 数码全景片，骨密度增强；B. 植入 3 颗种植体

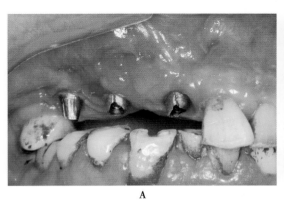 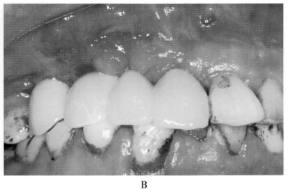

A　　　　　　　　　　　　　　　　　　　　B

图 4-5-7　完成修复
A. 安装基桩；B. 完成冠修复

二、外伤后骨缺损明显

19 岁男性患者,外伤 A1～5 缺失 1 年(图 4-5-8)。由于颊侧骨缺损明显,术前需要 CBCT 进一步检查,以判定需要植入的骨量(图 4-5-9)。

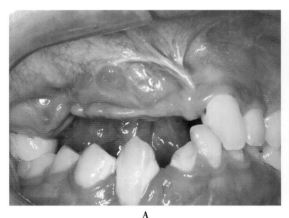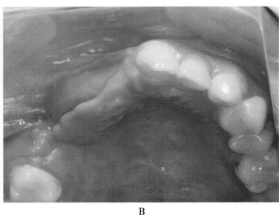

图 4-5-8　口内观
A. 颊面观;B. 殆面观颊侧骨缺损明显

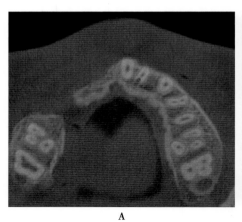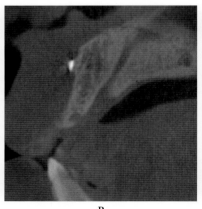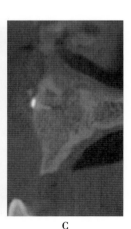

图 4-5-9　术前 CBCT
A. 颊侧骨板缺损明显;B、C. 矢状面观,牙槽骨颊侧明显不足

A1～3 区域骨质缺损明显,不能获得足够的骨支持。术前 CBCT 示 A1～5 唇侧骨板缺损明显(图 4-5-9),不能直接植入种植体,需要进行 ONLAY 植骨(图 4-5-10)。

ONLAY 植骨,间隙处填人工骨,并覆盖胶原膜,手术后当天 CBCT 示骨增量效果明显(图 4-5-11)。

ONLAY 植骨后 3 个月,CBCT 示骨增量效果肯定,骨块吸收少,可以进行种植体植入(图 4-5-12)。

在 A1、3、5 的位置各植入种植体,术后 CBCT 示有良好的牙弓弧形,种植体获得充足的骨组织支持(图 4-5-13)。

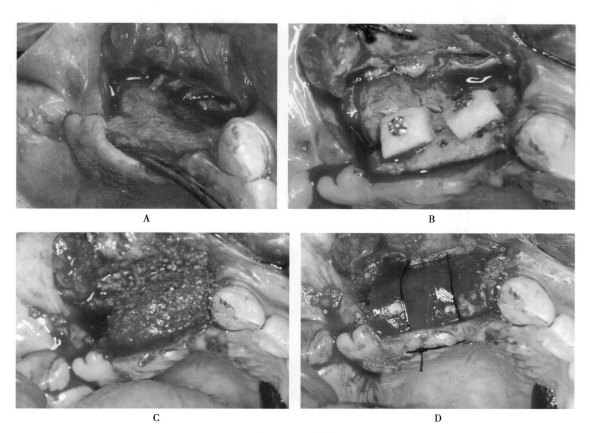

图 4-5-10 植骨

A. 翻瓣，颊侧明显凹陷；B. 植入骨块；C. 填入人工骨粉；D. 覆盖胶原膜

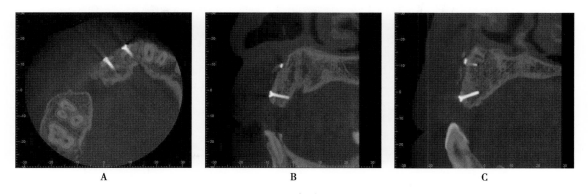

图 4-5-11 术后 CBCT

A. 水平面观；B、C. 颊侧骨量得到明显增宽

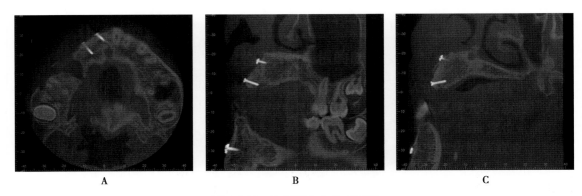

图 4-5-12　植骨后 3 个月 CBCT
A. 水平面观,增量的骨块稳定;B、C. 矢状面观

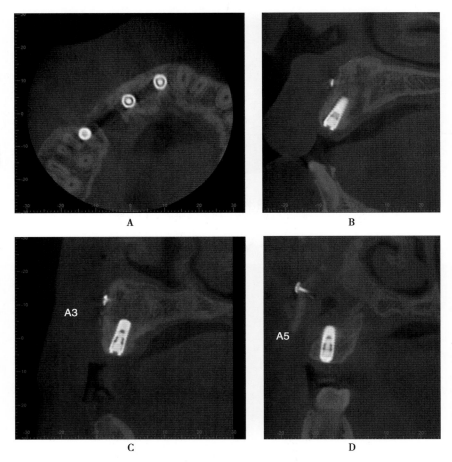

图 4-5-13　植入种植体后 CBCT
A. 水平面观,种植体的颊侧有足够的骨组织;B ~ D. 矢状面观

三、前牙外伤后缺失,软、硬组织明显不足

40 岁女性患者,外伤后 A1 缺失,A2 外伤脱位。术前需要 CBCT 检查。术前 CBCT 示 A1 缺失,唇侧骨板严重缺损,A2 外伤脱位,唇侧骨板缺损,需要拔除(图 4-5-14)。

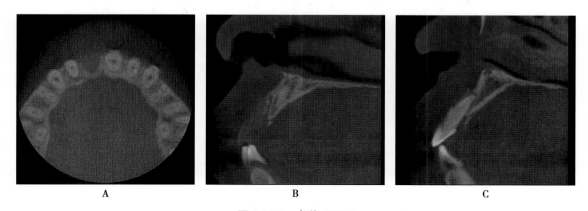

图 4-5-14　术前 CBCT
A. 水平面观,A1 唇侧骨缺损明显;B. A2 矢状面观;C. A2 脱位

A2 拔除后 1 个月,软组织基本愈合,A1、2 区骨质缺损明显,需要 ONLAY 植骨进行骨增量(图 4-5-15)。

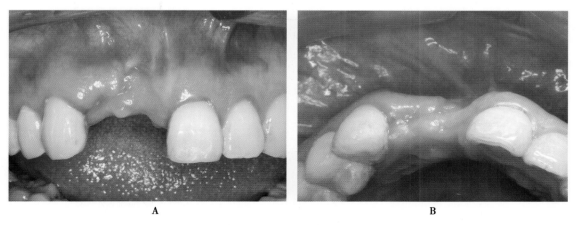

图 4-5-15　口内观
A. 唇面观;B. 𬌗面观软、硬组织缺损明显

从颏部取骨,分成两块,固定在缺损区(图 4-5-16),间隙处填入人工骨,并覆盖胶原膜,无张力缝合(图 4-5-17)。

术后当天,CBCT 示骨增量效果良好(图 4-5-18)。

ONLAY 植骨后 3 个月,骨块稍有吸收,但不明显,骨量维持好,可以进行种植体的植入(图 4-5-19)。

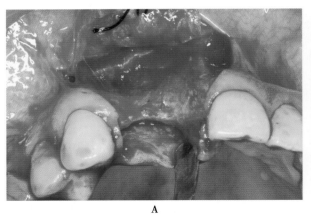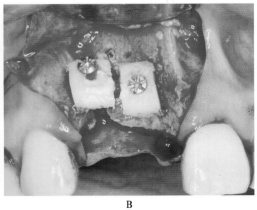

A

B

图 4-5-16　植骨

A. 翻瓣,骨组织缺损明显;B. 固定从颏部取得的骨块

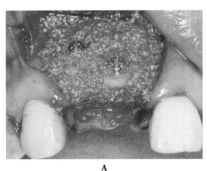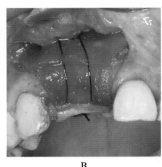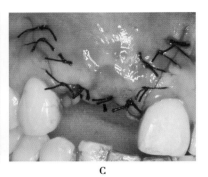

A

B

C

图 4-5-17　术区缝合

A. 间隙处填入人工骨;B. 并覆盖胶原膜;C. 无张力缝合

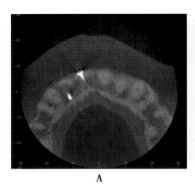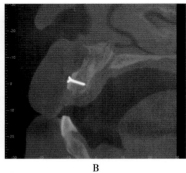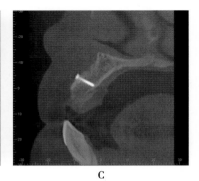

A

B

C

图 4-5-18　术后当天 CBCT

A. 水平面观,骨增量效果明显;B、C. 矢状面观

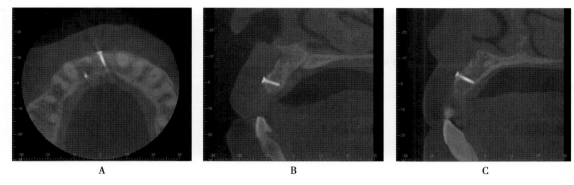

图 4-5-19 术后 3 个月 CBCT
A. 水平面观,骨增量效果稳定;B、C. 矢状面观

四、前牙区唇侧倒凹大,牙槽嵴较薄

40 岁男性患者,前牙区缺失 A3、A1 及 B1 多年。烤瓷桥修复失败,要求种植牙重新修复前牙。数码全景片示 A2、B1、B3 已完成根管治疗,但 A2、B1 牙周状况较差,不宜直接烤瓷桥修复(图 4-5-20A)。计划在 A3、B2 处植入种植体。患者 A3、A1 及 B2 缺失,唇侧倒凹较大,宽度明显不足,需要 ONLAY 植骨。在后牙区外斜线处取自体骨块(图 4-5-20B、C)。

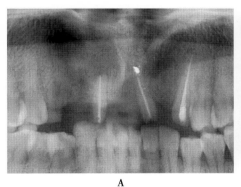
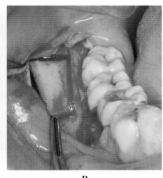
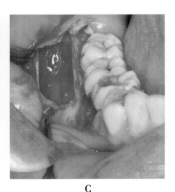

图 4-5-20 后牙区外斜线处取自体骨块
A. 术前数码全景片;B. 后牙区外斜线处取骨;C. 取骨后的骨创区

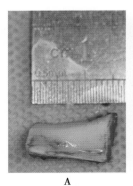
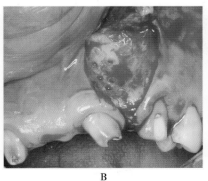
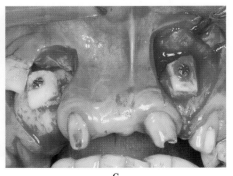

图 4-5-21 植骨
A. 取下的骨块约 15mm 长;B. 受植床预备;C. 植入骨块

在缺牙区植入骨块（图4-5-21），并放置人工骨粉，胶原膜覆盖（图4-5-22）。

术后CBCT示牙槽嵴宽度得到明显增宽（4-5-23）。

ONLAY植骨后4个月，牙槽嵴较为丰满（图4-5-24）。

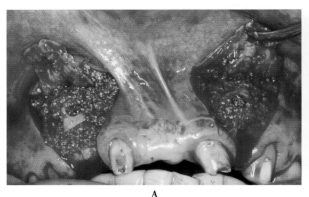
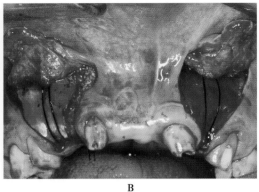

A　　　　　　　　　　　　　　　B

图4-5-22　在植入的骨块周围填入人工骨粉

A. 填入人工骨粉；B. 覆盖胶原膜

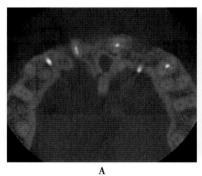
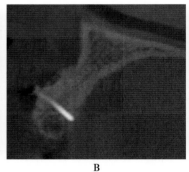
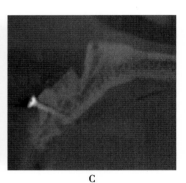

A　　　　　　　　　　　B　　　　　　　　　　　C

图4-5-23　术后CBCT

A. 水平面观；B、C. 矢状面观，清楚可见植入的骨块

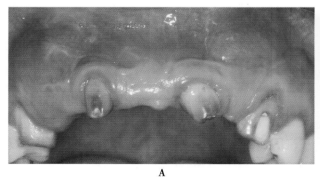
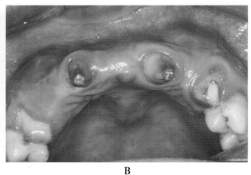

A　　　　　　　　　　　　　　　B

图4-5-24　植骨后4个月口内观

A. 唇面观；B. 殆面观唇侧丰满度明显增加

骨块少许吸收,但骨增量效果肯定(图 4-5-25)。去除固定螺钉,由于牙槽嵴高度较高,并属于薄龈型,前牙区为保证美学效果,用球钻去除嵴顶的部分骨质,形成一个碟形(图 4-5-26A),植入种植体,保证种植体的植入深度在邻牙的釉牙骨质界的根方 2~3mm(图 4-5-26B、C)。术后 CBCT 检查,种植体唇侧有足够的骨量,保证了种植体的成功(图 4-5-27)。完成最终修复,效果良好(图 4-5-28)。

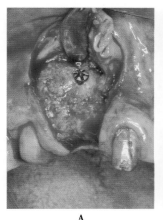 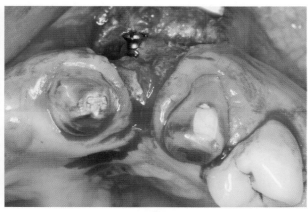

A　　　　　　　　　　　　　　　　　　　B

图 4-5-25　术后 4 个月
A. A3 处骨块维持较好;B. B2 处骨块稍有吸收

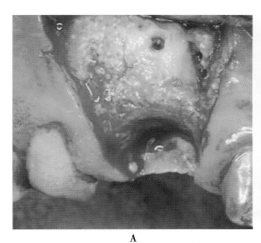 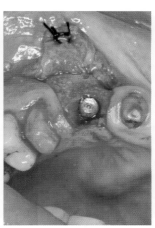 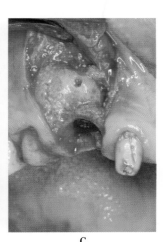

A　　　　　　　　　　　　B　　　　　　　　　　　　C

图 4-5-26　植入种植体
A. A3 处取出固位螺钉,预备种植窝;B、C. 植入种植体,唇侧骨量充分

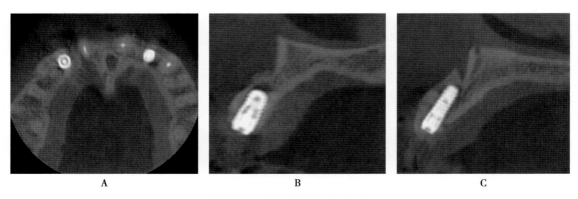

图 4-5-27　植入种植体后 CBCT
A. 水平面观；B、C. 矢状面观，种植体唇侧保留足够的骨量

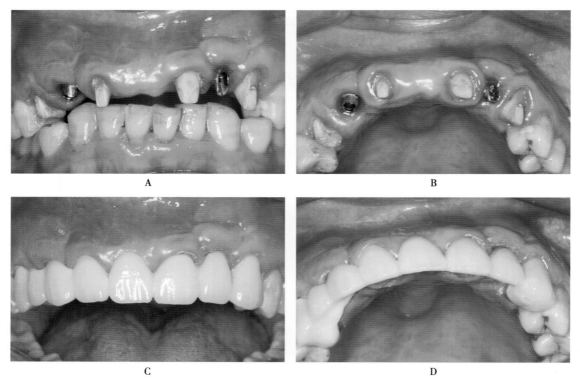

图 4-5-28　完成最终修复
A、B. 预备剩余的基牙，安装种植基桩；C、D. 完成冠修复，牙龈状态良好，达到美学修复要求

第六节　即刻种植

　　由于外伤、牙周病等原因造成的前牙区缺失，为缩短治疗和无牙时间，往往采取即刻种植的治疗方式。在术前，CBCT 可以清晰准确地判断唇侧骨板是否完整或者缺损的大小，这关系到是否采取即刻种植的治疗方式。由于即刻种植涉及前牙区的美学修复效果，软硬组织的缺损都关系到修复是否成功，因此，术前的研判对于采取即刻种植、早期种植或延期种植何种方式至关重

要。目前,对于唇侧骨板保存完整的病例,可以建议即刻种植;对于唇侧骨板部分保留不伴有明显炎症的病例,建议早期种植;如果骨缺损和炎症均比较明显的病例,建议延期种植。

一、单颗牙外伤后根折

19 岁男性患者,外伤后,A1 冠根折断。临床检查及 CBCT 示,A1 外伤后根折,唇侧骨板保留完整,微创拔除残根,拟即刻种植及即刻修复(图 4-6-1、图 4-6-2)。

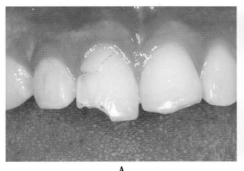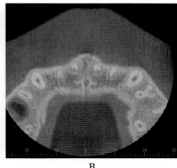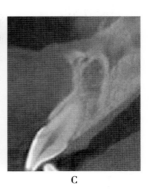

图 4-6-1　外伤后 A1 冠根斜向折裂
A. A1 口内观,颈部见斜向折裂线;B. 水平位 CBCT 显示 A1 根折;C. 矢状位显示唇侧骨板保留

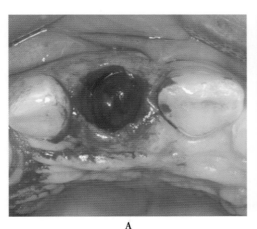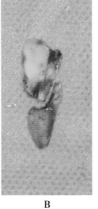

图 4-6-2　微创拔牙
A. 拔牙窝;B. 拔出的牙,显示冠根斜向折断

根据骨量情况和种植体位置的三维要求植入种植体(图 4-6-3),通过慢速备洞,收集患者的自体骨碎屑(图 4-6-4A)。由于种植体与骨壁之间的间隙大于 2mm,故需要填入人工骨,先填入自体骨碎屑(图 4-6-4B、C),再填入人工骨粉(图 4-6-5)。

在牙龈成型器与牙龈软组织之间的间隙可以放置胶原塞,以隔绝骨粉与口腔环境(图 4-6-6)。

术后 CBCT 示种植体植入理想位置,唇侧骨量充分,无间隙(图 4-6-7A、B)。术后 1 周,进行临时冠修复,并通过复合树脂将临时冠与相邻的健康牙连接在一起(图 4-6-7C)。完成冠修复(图 4-6-8)。

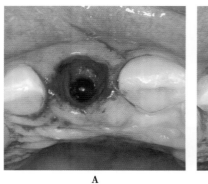
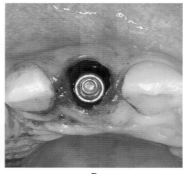
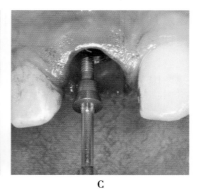

A   B   C

图 4-6-3　植入种植体
A. 预备种植窝；B. 植入种植体；C. 上封闭螺丝，便于填入骨粉

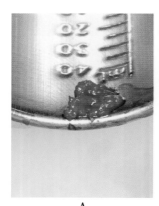
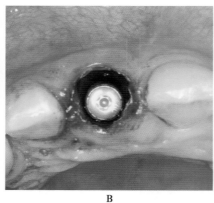
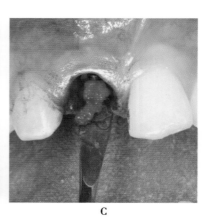

A   B   C

图 4-6-4　填入自体骨屑
A. 收集的骨碎屑；B. 种植体与拔牙窝之间有大于 2mm 的间隙；C. 填入自体骨碎屑

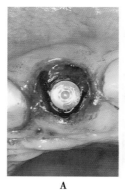
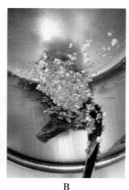
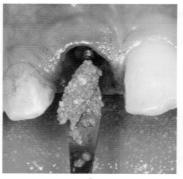
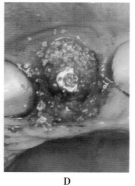

A   B   C   D

图 4-6-5　填入人工骨粉
A. 填好的骨碎屑；B. 混有血液的人工骨粉；C、D. 填入人工骨粉

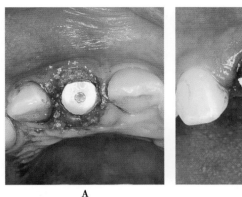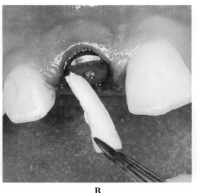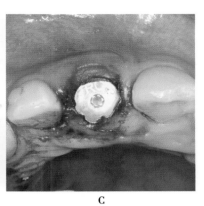

A　　　　　　　　　　　　B　　　　　　　　　　　　C

图 4-6-6　放置胶原塞
A. 换上牙龈成型器；B、C. 间隙处放置条形胶原塞

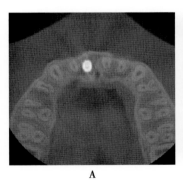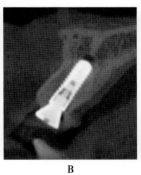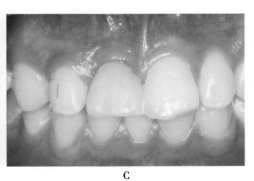

A　　　　　　　　　　　　B　　　　　　　　　　　　C

图 4-6-7　术后 CBCT
A. 冠状面观，唇舌侧骨量充分；B. 矢状面观，种植体位置理想；C. 术后 1 周完成临时冠修复

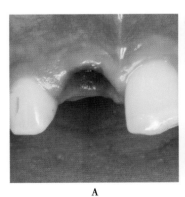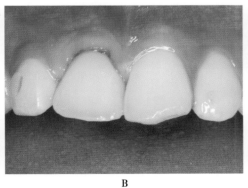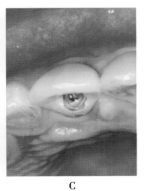

A　　　　　　　　　　　　B　　　　　　　　　　　　C

图 4-6-8　完成冠修复
A. 3 个月后，软组织形态良好；B、C. 完成冠修复当天

二、两颗牙外伤后根折2年，即刻种植修复

25岁女性患者，外伤后上颌中切牙根1/3折。患者就诊时，牙冠形态及牙龈状态良好（图4-6-9），口内检查，两颗中切牙Ⅰ°松动。尽管外观上中切牙完整，牙龈状态良好，但CBCT矢状位可以清楚显示两个中切牙根1/3处明显折断，唇侧骨板保留完整，根尖区无明显炎症（图4-6-10），故建议患者进行即刻种植修复。

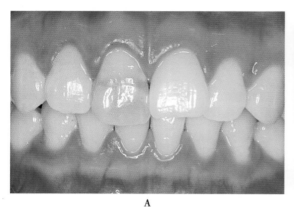
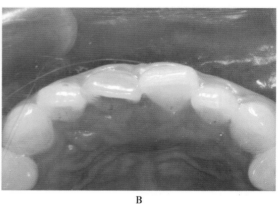

图4-6-9　口内观
A. 唇面观，A1变色，牙冠形态及牙龈状态良好；B. 唇舌侧均无炎症

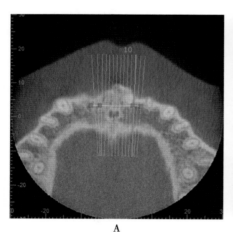
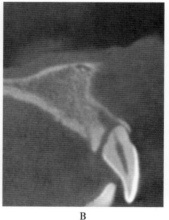
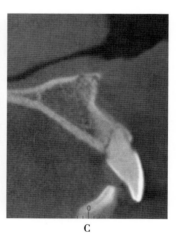

图4-6-10　术前CBCT
A. 水平面观；B、C. 矢状面观，见明显的根折线

微创手术拔除折裂的牙根，尽量保存唇侧骨板，并检查唇侧骨板的完整性（图4-6-11A、B）。在不翻瓣的情况下，按照前牙区植入的美学三维空间要求，植入两颗骨水平种植体（图4-6-11C，图4-6-12A），选择合适的牙龈成型器（图4-6-12B），在牙龈软组织与牙龈成型器之间的间隙放入胶原塞（collagen plug），并做适当缝合（图4-6-12C）。术后CBCT示种植体植入理想位置（图4-6-13）。

术后2周取模，进行临时冠修复（图4-6-14）。戴临时冠3个月后，制备个性化的取模桩，

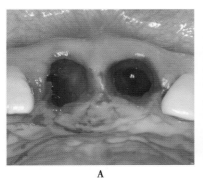
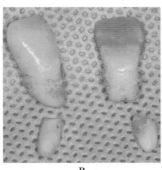
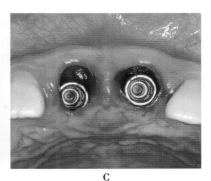

图 4-6-11　即刻种植
A. 微创拔牙；B. 折断的牙齿；C. 植入种植体

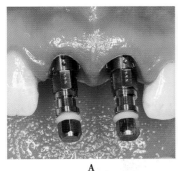
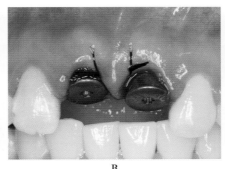
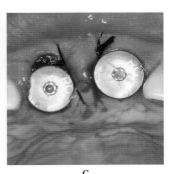

图 4-6-12　植入种植体
A. 种植体的携带体；B. 上牙龈成型器；C. 放入胶原塞

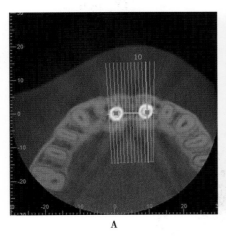
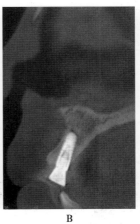
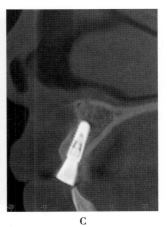

图 4-6-13　术后 CBCT
A. 水平面观，唇腭侧骨量充分；B、C. 矢状面观，种植体位置理想

精确复制牙龈的软组织形态(图4-6-15)。制作个性化取模桩,取模(4-6-16)。

完成冠修复,牙龈乳突及牙龈外形恢复良好(4-6-17)。

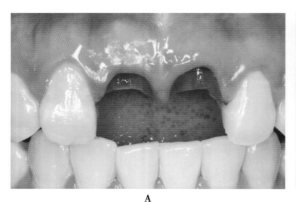
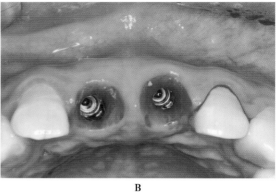

A | B

图4-6-14　临时冠修复,软组织形态良好
A. 唇面观;B. 殆面观

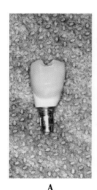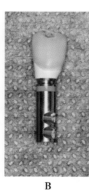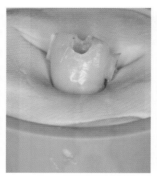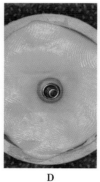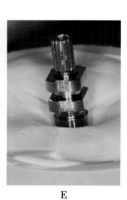

A　　　　B　　　　C　　　　D　　　　E

图4-6-15　个性化取模桩
A. 从口内取下的临时冠;B. 连接植体代型;C、D. 将植体代型插入
硅橡胶中;E. 取下临时冠,连接取模桩

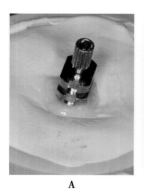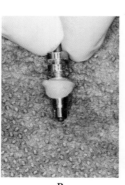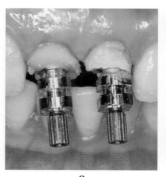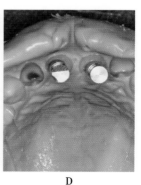

A　　　　B　　　　C　　　　D

图4-6-16　个性化取模桩取模
A. 打入速凝树脂;B. 制备好的个性化取模桩;C. 口内安装取模桩;D. 完成取模

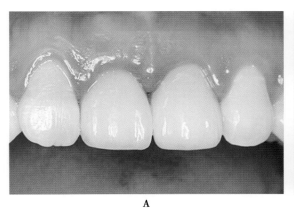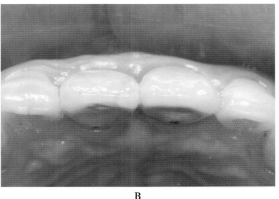

图 4-6-17 完成冠修复
A. 牙龈形态恢复良好;B. 唇侧丰满度维持良好

三、下前牙多颗牙松动,即刻种植与修复

45 岁女性患者,重度牙周病,C2、3 缺失,C1、D1～2 Ⅲ°松动,牙齿伸长,牙根严重暴露(图 4-6-18),患者要求即刻种植与即刻修复。CBCT 示牙槽嵴宽度尚可,根尖区无明显炎症,可以满足即刻种植与修复的要求(图 4-6-19)。

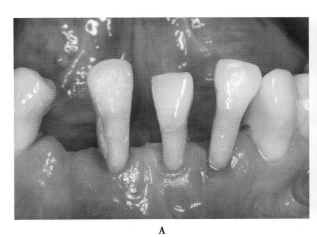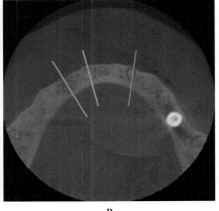

图 4-6-18 口内观
A. 牙齿伸长,Ⅲ°松动;B. 术前 CBCT,牙槽骨宽度可

拔除松动牙,清理牙槽窝内的肉芽(图 4-6-20)。

由于缺失 5 单位牙齿,根据美学要求,设计为 3 颗种植体,最终修复为 5 单位固定桥。种植体植入的位置通常与拔除的牙齿位置没有相关性,根据设计和合理的间隙分布,植入 3 颗种植体,通过转瓣,上牙龈成型器后缝合软组织(图 4-6-21)。

术后 CBCT 示种植体植入的方向理想(图 4-6-22)。

完成冠修复。由于患者短时间内不能满足再次复诊,故术后 2 周拆线,取模,制作冠修复(图 4-6-23)。

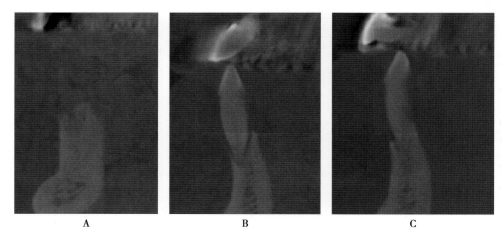

图 4-6-19   术前 CBCT 矢状面观
A ~ C. 矢状面可以清楚地判定剩余牙槽骨宽度

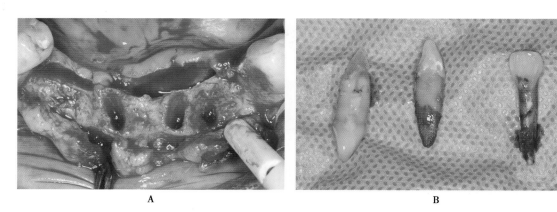

图 4-6-20   微创拔牙
A. 拔牙后的牙槽骨，宽度尚可；B. 拔出的牙齿

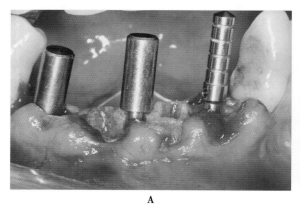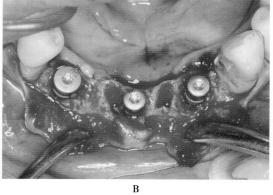

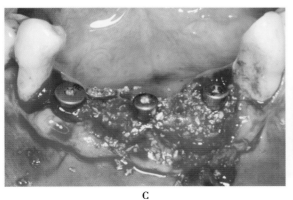
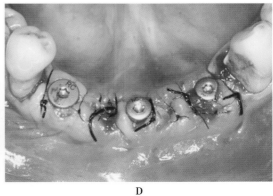

图 4-6-21 植入种植体

A. 先锋钻预备后放置方向杆,判定间距和方向;B. 植入种植体;C. 填入
人工骨粉;D. 上牙龈成型器,缝合

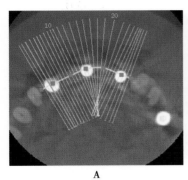
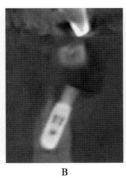
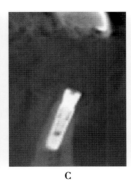
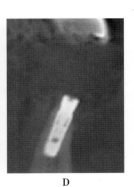

图 4-6-22 术后 CBCT

A. 水平面观;B～D. 矢状面观,种植体的颊舌侧均获得充足的骨量支持

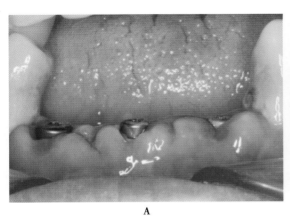
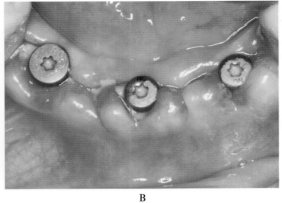

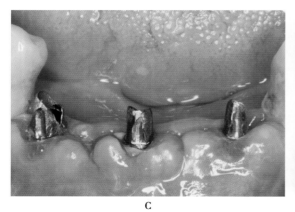
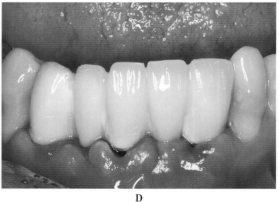

图 4-6-23　完成冠修复
A,B. 术后 2 周软组织愈合状态;C,D. 完成冠修复

第七节　早期种植

为了较好地保存前牙区的唇侧骨板,对于不能进行即刻种植的病例多建议进行早期种植,通常拔牙后 3 个月以内的种植定义为早期种植。早期种植的目的可以最大限度地保留拔牙窝周围的残留的骨组织,特别是唇侧较薄的骨板。早期种植的另一个目的是等待软组织愈合,为 GBR 等骨增量的技术创造有利的条件。软组织的愈合一般需要 1~2 个月,对于进行早期种植的病例,建议拔牙后 1~2 个月进行。

一、残留牙根错位,拔牙后早期种植

29 岁男性患者,B1 残根,根方错位,牙龈有炎症(图 4-7-1A)。B1 残根,并向唇侧根方移位,CBCT 示牙根吸收明显,并伴有一定的炎症(图 4-7-1B、C),故该病例不适合做即刻种植,但 CBCT 示唇侧仍保留有一定的骨板,为了防止唇侧骨板在拔牙后吸收过多,故进行早期种植。

唇侧软组织颈缘过于位于根方,如果即刻种植在软组织愈合上会有很大的风险(图 4-7-2)。

微创拔除残根,使用 CGF 填充于拔牙窝内,做"8"字缝合(图 4-7-3)。

6 周后软组织愈合良好,唇侧有一定的凹陷,翻瓣,见拔牙窝还在,唇侧骨板有一定的保存

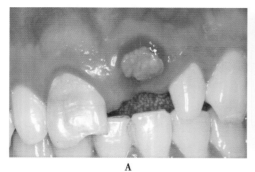
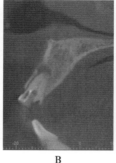
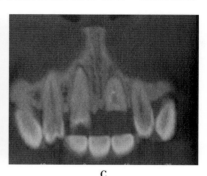

图 4-7-1　术前检查
A. B1 残根,根向错位;B. 根尖部有炎症;C. 牙根长度不足

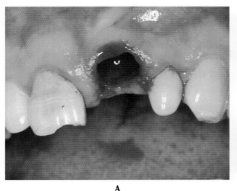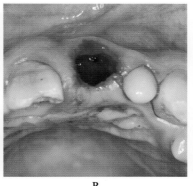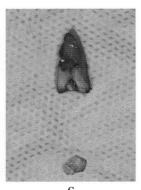

图 4-7-2　拔牙后口内观
A、B. 颈缘与邻牙相比明显位于根方;C. 拔除的残根

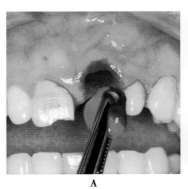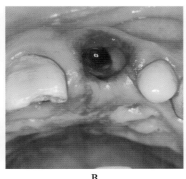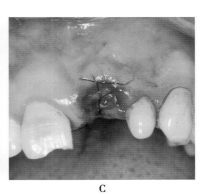

图 4-7-3　软组织位点保存
A、B. 拔牙窝内放置 CGF;C. 缝合

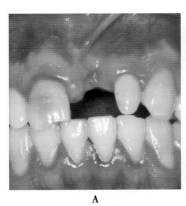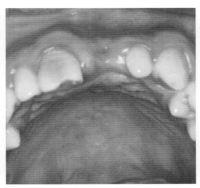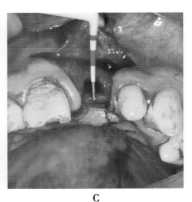

图 4-7-4　手术 6 周后
A、B. 软组织愈合良好;C. 翻瓣后,见拔牙窝的唇侧骨壁仍有保留

(图 4-7-4),慢速扩孔备洞,植入种植体(图 4-7-5A)。在骨缺损处先放置自体骨碎屑,再铺放人工骨,胶原膜覆盖,并固定,缝合(图 4-7-5B、C)。术后 6 个月后,临时冠修复,塑型牙龈(图 4-7-6)。

临时冠后 3 个月,完成烤瓷冠修复(图 4-7-7)。

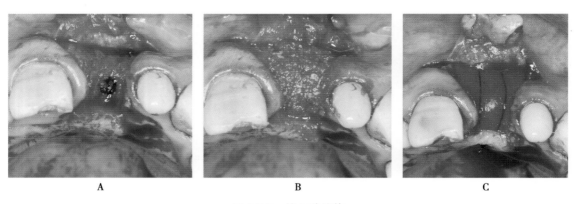

图 4-7-5　植入种植体
A. 植入种植体,唇侧放置骨屑;B. 放置人工骨粉;C. 覆盖胶原膜

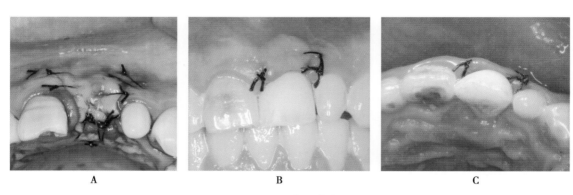

图 4-7-6　暂冠修复
A. 缝合;B. 二期临时冠修复;C. 唇侧丰满度得到恢复

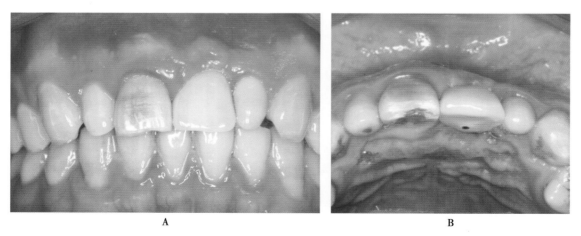

图 4-7-7　完成冠修复
A. 颈缘形态与邻牙协调;B. 唇侧丰满度与对侧牙基本一致

二、牙周病患者

57 岁男性患者,咬合创伤,A1、B3 松动Ⅲ°,牙根暴露。B1 已完成种植牙修复,由于修复效果良好,患者要求种植牙修复松动的 A1、B3(图 4-7-8)。

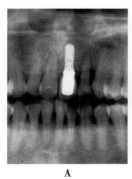
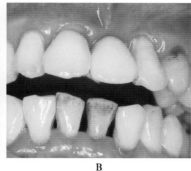
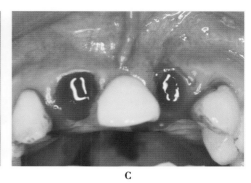

A   B   C

图 4-7-8 术前检查
A. 术前全景片;B. A1、B3 牙龈退缩,牙根暴露;C. 拔牙后,软组织不足

临床检查可见牙龈向根方退缩,即刻种植容易造成冠修复颈缘位置不理想,故先拔除患牙(图 4-7-9),CGF 进行拔牙窝软组织的位点保护,缝合(图 4-7-10)。

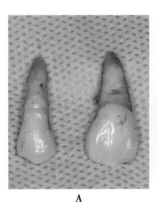
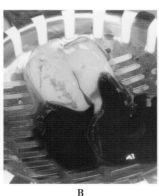
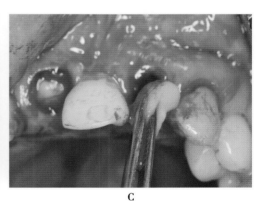

A   B   C

图 4-7-9 拔牙窝软组织位点保护
A. 拔除的牙齿;B. 制备的 CGF;C. 拔牙窝内植入 CGF

拔牙后 6 周软组织基本愈合,可以进行种植体的植入(图 4-7-11)。

由于唇侧牙龈退缩,翻瓣后发现唇侧骨缘位置较低,需 GBR 进行骨增量(图 4-7-12)。

植入种植体(图 4-7-13A),在唇侧骨缺损区先放置自体骨碎屑(图 4-7-13C),再铺放人工骨,最后胶原膜覆盖(图 4-7-14B),缝合固定胶原膜,无张力缝合,唇侧丰满度得到恢复(图 4-7-15A)。术后 CBCT 示 GBR 骨增量效果良好(图 4-7-15B、C)。

术后 6 个月进行二期手术,由于唇侧丰满度良好,在缺牙区只做小的弧形切口(图 4-7-16A)。CBCT 示唇侧的新生骨形成非常理想(图 4-7-16B、C)。完成最终修复,牙龈美学效果良好(图 4-7-17)。

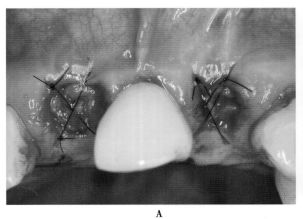
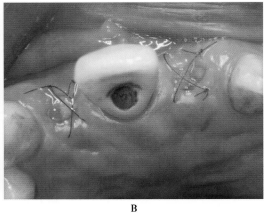

A　　　　　　　　　　　　　　　　　　　　B

图 4-7-10　软组织愈合
A. 缝合,固定 CGF;B. 1 周后的拔牙窝愈合情况

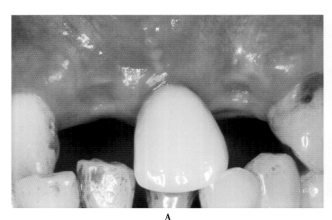
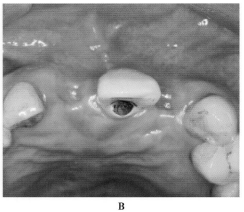

A　　　　　　　　　　　　　　　　　　　　B

图 4-7-11　软组织愈合
A. 6 周后软组织基本愈合;B. 拔牙窝的唇侧有凹陷

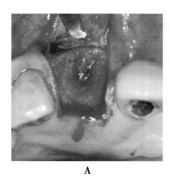
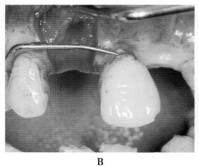
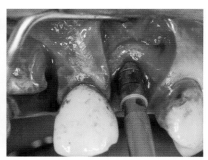

A　　　　　　　　　　　　B　　　　　　　　　　　　C

图 4-7-12　植入种植体
A. 翻瓣;B. 唇侧骨缘位置较低;C. 慢速备洞

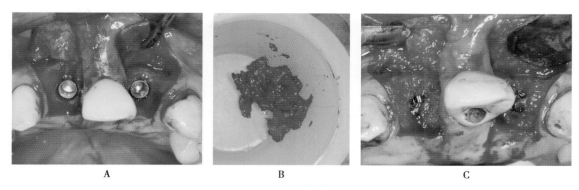

图 4-7-13　骨增量
A. 植入种植体；B. 慢性备洞收集的骨碎屑；C. 骨缺损区放置收集的骨碎屑

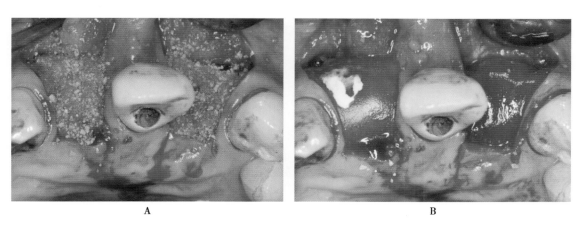

图 4-7-14　GBR 技术
A. 放置人工骨粉；B. 覆盖胶原膜

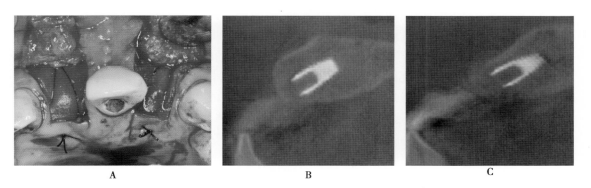

图 4-7-15　GBR 技术及术后检查
A. 缝合固定胶原膜；B、C. 术后 CBCT 检查，唇侧骨增量明显

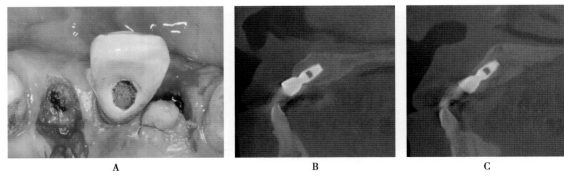

图 4-7-16　二期手术
A. 二期翻瓣,新骨形成良好;B、C. CBCT 示唇侧骨形成良好

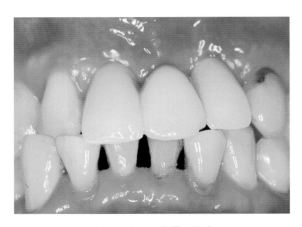

图 4-7-17　完成最后修复

第八节　全牙列缺失的种植义齿修复

对于全牙列缺失的病例,通常有两种修复方式,即全牙列固定义齿修复和覆盖义齿修复。由于全牙列缺失,牙槽骨往往吸收较为明显,全牙列固定义齿修复要求患者有足够的骨量,特别是牙槽嵴的高度,通常需要排列临时牙来辅助诊断最后的临床修复效果,征得患者的认可。而对于覆盖义齿,由于有基托的存在,可以保证患者唇部的丰满度以及与笑线的协调,并且费用相对较低,在临床中得到较广泛的应用。由于放射影像学的辅助,可以在术前通过放射导板确定如颏孔、上颌窦前壁、鼻底的位置,帮助术前确定种植体的植入位置,减小翻瓣范围,减轻术后反应。

一、全牙列缺失的种植固定义齿修复

1. 65 岁男性患者,上颌全牙列缺失,要求种植固定义齿修复。数码全景片显示上颌牙列缺失,上颌的牙槽骨量可,提示可以考虑种植修复(图 4-8-1)。下颌也需要拔除松动的牙齿进行修复,根据患者要求分步完成。

排牙,试牙,并翻制手术中用的外科导板,以方便手术中定位种植体的植入位点(图

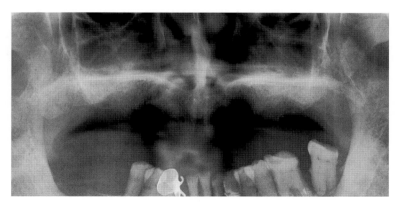

图 4-8-1 数码全景片,上颌骨量允许植入种植体

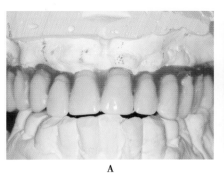
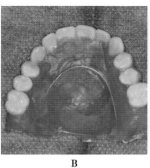
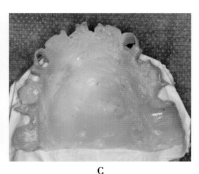

A   B   C

图 4-8-2 制作外科导板
A、B. 排牙;C. 制作的外科导板

4-8-2)。

根据外科导板指引,在后牙区植入软组织水平的种植体,在前牙区植入骨水平的种植体各4颗,预备分段完成种植修复(图4-8-3)。

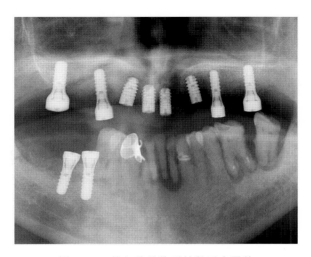

图 4-8-3 植入种植体后的数码全景片

取模,分段完成全牙列修复(图 4-8-4、图 4-8-5)。

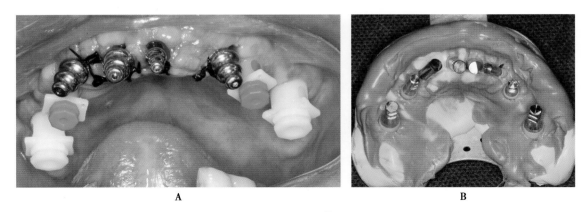

A   B

图 4-8-4   取模

A. 安放取模桩;B. 印模

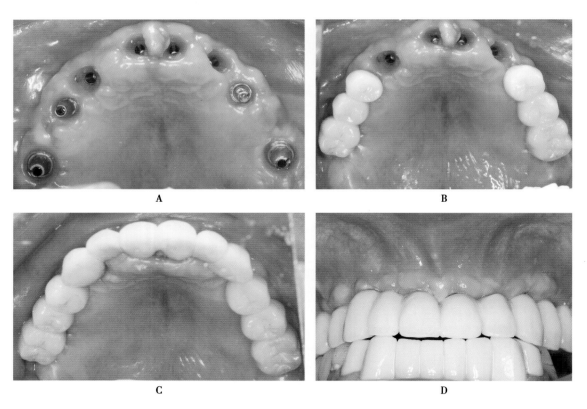

A   B

C   D

图 4-8-5   完成全牙列固定义齿修复

A、B. 完成后牙冠修复;C、D. 完成全牙列修复

完成修复后的数码全景片(图 4-8-6)。

2. 有部分残留牙   62 岁男性患者,全口多数牙缺失,A1、B5 松动Ⅱ°~Ⅲ°,患者要求上颌全牙列固定修复。为了患者能够术后继续戴用活动义齿,A1、B5 暂时保留,数码全景片示上颌骨量较为丰满,后牙区牙槽嵴高度可以满足植入种植体的要求,计划上颌植入 8 颗种植体,

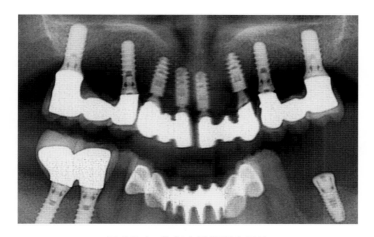

图 4-8-6 修复完后数码全景片

分段完成全牙列修复。

按计划植入 8 颗种植体（图 4-8-7），3 个月后二期手术，上牙龈成型器，选择合适基桩，确定颌间距离（图 4-8-8）。完成临时冠修复（图 4-8-9）。试戴临时冠修复，并调整颌间高度（图 4-8-10）。

分段取模，前牙可以精确维持颌间高度（图 4-8-11）。完成后牙冠修复（图 4-8-12）。

完成全牙列修复（图 4-8-13）。

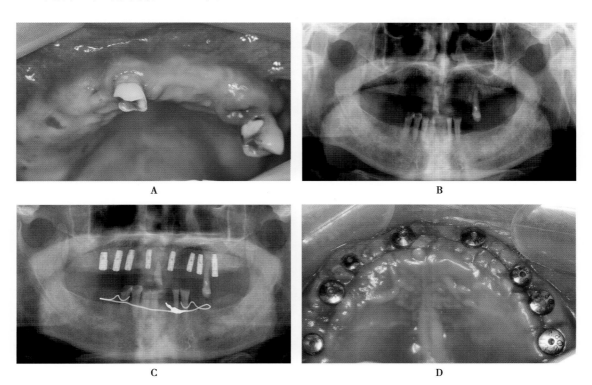

图 4-8-7 植入 8 颗种植体
A. 口内观；B. 术前数码全景片；C. 术后数码全景片；D. 上牙龈成型器

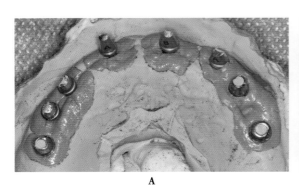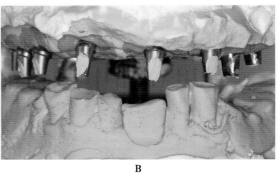

A   B

图 4-8-8   取模后,安放临时基桩
A. 安放基桩;B. 确定颌间距离

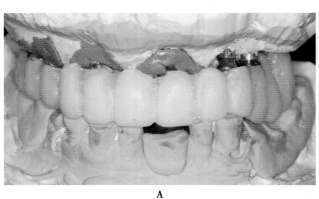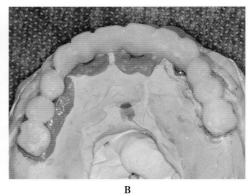

A   B

图 4-8-9   制作临时冠
A. 唇面观;B. 𬌗面观

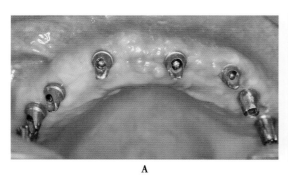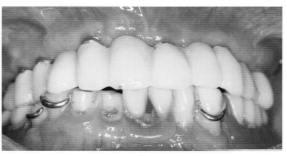

A   B

图 4-8-10   试戴临时冠
A. 安放基桩;B. 试戴临时冠

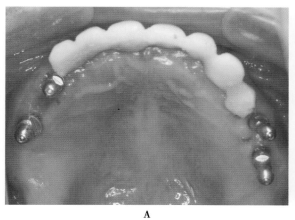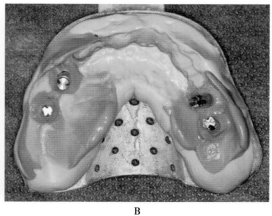

图 4-8-11　取模
A. 制取后牙印模;B. 印模

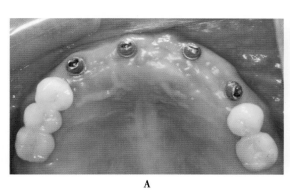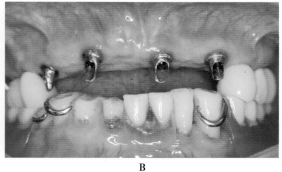

图 4-8-12　完成后牙冠修复(A,B)
A. 𬌗面观;B. 唇面观

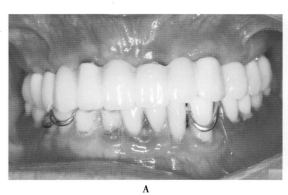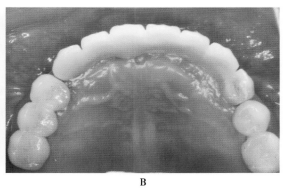

图 4-8-13　完成全牙列修复
A. 唇面观;B. 𬌗面观

二、全牙列种植覆盖义齿

1. 全口种植覆盖义齿修复   65 岁男性患者,全颌牙列缺失。患者要求种植覆盖义齿修复,以改善全口义齿的固位和支持。

为确定种植体的植入位点,取模后制作简易放射导板,在拟植入位点,开孔,并放置牙胶(下颌)或钢球(上颌),确定植入位点,下颌保证远端种植体在颏孔近中约 5mm,可以根据放射导板,术前调整植入位点(图 4-8-14)

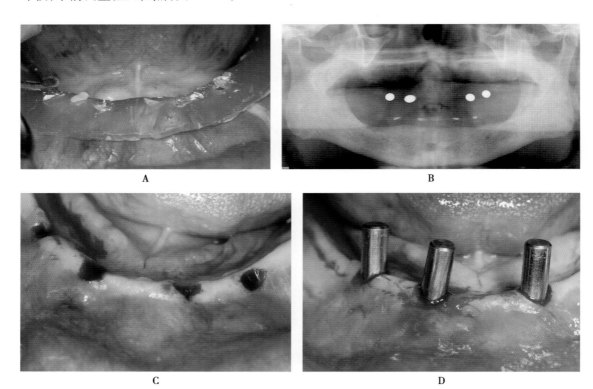

图 4-8-14   下颌植入种植体
A. 放射导板;B. 数码全景;C. 不翻瓣,确定位点;D. 方向杆

下颌由于牙槽骨宽度较为丰满,为较少术后反应,选择不翻瓣方法在颏孔区之间植入 4 颗种植体(图 4-8-15)。

上颌由于牙槽骨凸凹不平,选择翻瓣植入 4 颗种植体(图 4-8-16)。

术后对义齿采用软衬材料重衬义齿(图 4-8-17),患者可以戴用 3 个月,嘱咐患者软食。

术后当天,及术后 3 个月的数码全景片,显示种植体植入位点合理,种植体周围牙槽骨维持良好(图 4-8-18)。

上、下颌放置 LOCATOR 附着体阳性部分(图 4-8-19)。

口内完成义齿内附着体固定(图 4-8-20)。

完成后的种植覆盖义齿(图 4-8-21)。

2. 下颌种植覆盖义齿   70 岁女性患者,下颌义齿戴用困难。数码全景放射导板,可见下颌牙槽骨吸收明显(图 4-8-22)。

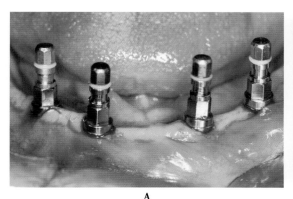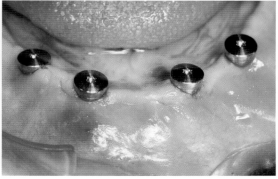

图 4-8-15　植入 4 颗种植体

A. 4 颗种植体相互平行；B. 安放牙龈成型器

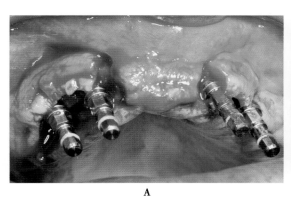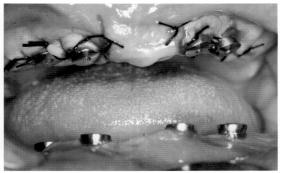

图 4-8-16　上颌植入 4 颗种植体

A. 植入种植体；B. 安放牙龈成型器，缝合

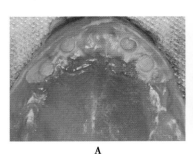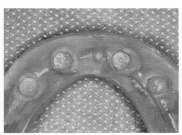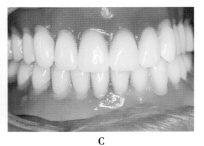

图 4-8-17　术后当天软衬材料重衬义齿

A、B. 上、下颌义齿软衬；C. 戴入口内

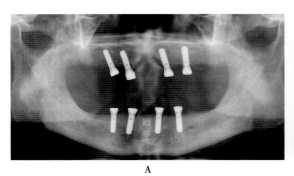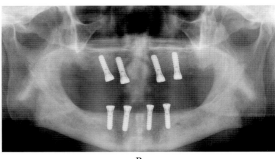

图 4-8-18　术后数码全景

A. 术后当天数码全景;B. 术后 3 个月数码全景

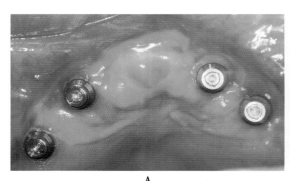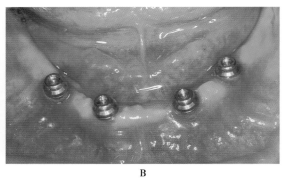

图 4-8-19　放置 LOCATOR 附着体

A. 上颌口内观;B. 下颌口内观

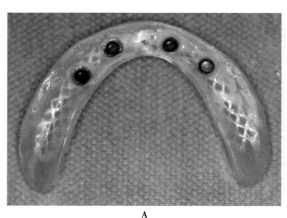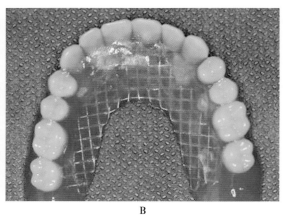

图 4-8-20　口内完成义齿内的阴性部分

A. 安放附着体的阴性部分;B. 在口内固定附着体

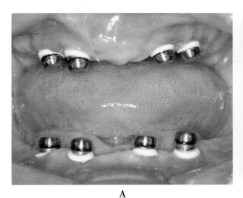
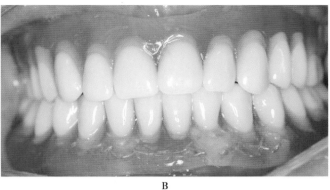

图 4-8-21 完成后的义齿
A. 下颌义齿；B. 上颌义齿

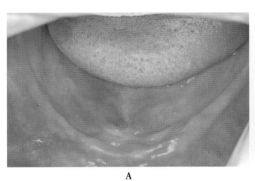
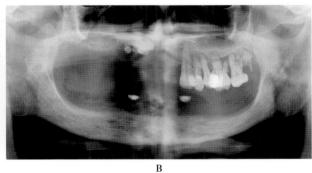

图 4-8-22 患者下颌牙槽骨吸收明显
A. 口内观；B. 数码全景片

在颏孔区植入两颗种植体（图 4-8-23）。术后 3 个月，种植体周围组织愈合良好（图 4-8-24）。最后完成下颌种植覆盖义齿修复（图 4-8-25）。

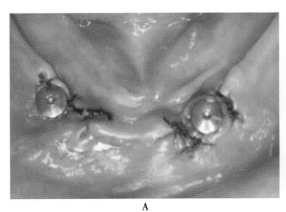
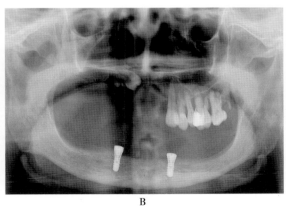

图 4-8-23 植入两颗种植体
A. 口内观；B. 曲面断层片

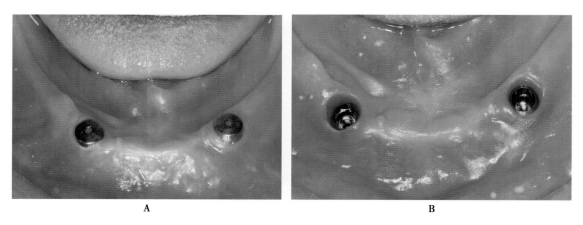

图 4-8-24　术后 3 个月
A. 口内观；B. 软组织状况良好

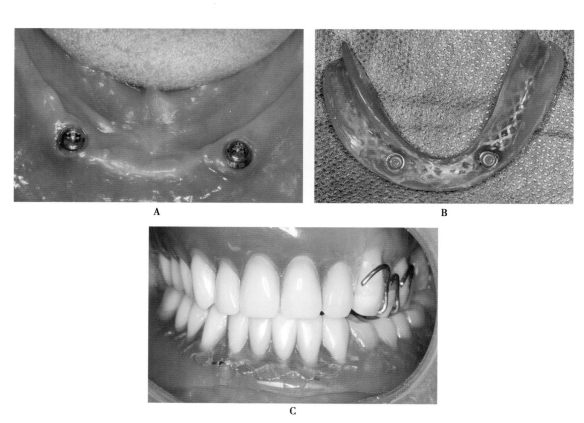

图 4-8-25　完成覆盖义齿
A. 安放基台；B. 义齿组织面；C. 义齿戴入口内

第五章

第三方软件在种植手术中的应用

　　所谓辅助种植软件,就是通过将患者拍摄的 CT 数据导入专业的分析软件中进行测量分析,为医师提供更加准确的种植体植入信息并辅助设计种植手术模板、种植软件辅助的口腔种植手术规划以及导向模板设计,使种植体放置不再是传统的猜测性工作,从而极大地降低种植手术的风险,实现更高的成功率。辅助种植软件直观的沟通方式加强了治疗团队间的交流探讨,更容易建立患者的信任度和满意度,增进医患双方的配合和理解。

第一节　植入区的模拟

　　辅助种植软件将 CT 扫描所得到的 DICOM 数据进行三维重建,从而实现种植手术的精确导航:包括距离、角度、骨密度在内的综合信息测量;模拟规划种植手术以及定制超毫米级精度的手术模板,将规划完美的手术方案在临床上简单且准确地实施。

一、三　维　导　航

　　CT 能够提供患者口腔结构最全面、最精准的影像信息,而软件则可以通过 CT 图像重建三维模型,将患者的解剖结构真实完整地再现在计算机上,包括重要结构如上颌窦、下齿槽神经管等部位的直观显示,构建全方位的种植手术模拟环境。医师可以选择在屏幕上同时显示 CT 序列图、轴向图、冠状图、矢状图、X 线片图以及三维视图中的一个或多个视图。视图之间相互关联,形成精确的实时定位导航关系。当在三维模型上选定某位置,其他视窗中的二维视图上,光标将会同时定位至对应点。结合旋转、缩放、透明化等功能,医师可以在三维视图上选择希望看到的截面位置,隐藏截面前方组织,方便地观测到任意局部的内部骨结构、种植体、神经管等信息。

二、综合信息测量

　　在牙槽骨上正确植入种植体是种植手术成功的关键,而且直接影响效果美观和骨组织整合。精确测量种植部位的骨骼宽度、神经管或上颌窦的距离,确定种植体放置的空间角度,都是术前应掌握的重要参数。种植部位的骨组织密度和邻近的解剖关系决定着植入的种植体周围组织的变形程度。种植体植入不当时,由轴旁力产生的机械压力作用于种植体表面,可导致

189

种植体周围骨萎缩,从而直接影响种植体植入成功与否,因此在种植术前全面了解术区骨组织的结构和密度,以及邻近的解剖结构对种植的精确植入相当重要。辅助种植软件不仅提供了区域骨密度的精确测量,还通过不同的颜色清晰显示。此外,还对植入种植体内外周围组织的变化作出评估。

三、模拟规划种植手术

种植软件可以辅助医师规划手术方案,辅助种植软件配有能兼容多种种植体系统的种植体库,能够模拟种植体的真实外形和尺寸,确保在患者口腔内精确放置,使设计方案和手术导向模板与临床方案一致。种植手术过程中,种植体之间的距离,种植体与牙体之间的距离,种植体与下齿槽神经管的距离都是在放置种植体时需要充分考虑的因素。种植软件对这些距离都设置了安全空间范围,当放置种植体时,一旦这些距离不符合安全值,系统会给予提醒,避免设计疏漏。患者缺牙部位可以利用种植软件提供的虚拟牙功能,恰当地模拟修复后牙冠,由此帮助医师获得美观的种植体植入位置。当种植手术过程中需要植骨时,种植软件还提供了选取供骨部位取骨的功能,估算出所需骨量。

第二节　手术模板的制作

目前,尽管具有丰富临床经验的种植外科医师能够根据常规的颌骨曲面断层 X 线片或者三维 CT 显示的缺牙区解剖结构,在手术操作中把握牙种植体的位置、方向和深度,但对于许多复杂病例,尤其是在多牙缺失区域、受植骨结构异常或有骨缺损等情况存在时,往往易导致失误,造成术中牙槽骨侧壁穿孔、神经损伤或种植体位置、方向和深度的欠佳等现象。在临床中,外科模板作为最终信息载体,将其牙种植手术的设计思想通过术中模板的准确与精确定位和引导赋予实现,对于种植修复这一复杂工程的安全以及功能与美学效果兼顾获取均具有重要的临床意义。在真实手术过程中,减少突发事件发生,通过防止钻头偏离,降低手术复杂性,实现高度精确性,增加患者的舒适程度,使修补牙浑然天成。

根据支撑部位的不同,种植手术模板可以分为骨支撑、黏膜支撑和牙支撑三类。

(1)骨支撑手术导向模板:骨支撑的手术模板安置在患者的颌骨上,适用于无牙或部分无牙患者。骨支撑的手术模板需要患者的颌骨仍有足够的骨组织,以确保将手术模板放置在唯一且稳定的位置。制造这种模板要求患者的颌骨上不能有扫描义齿。在手术中,切割牙周边缘,翻开骨黏膜翼,使其与骨表分离。将手术模板稳定地放置在骨表面上,引导钻头进入术前设计位置完成钻孔和扩孔。然后放置种植体,带上愈合帽,缝合黏膜。

(2)黏膜支撑手术导向模板:黏膜支撑的手术模板安置在患者颌部的软组织上,适用于完全无牙的患者。制造这种模板需要清楚患者的黏膜表面信息。患者需要在 CT 扫描时戴上完全不透辐射的扫描义齿。从而能够在图像上清楚地看到设计的牙齿形状和黏膜轮廓。在手术中,按照手术模板制造时参照的稳定且唯一的位置,放置在软组织上,引导钻头进入术前设计位置。利用模板在黏膜上钻微孔就足够引导种植体精确放置。这种钻孔方式保存了血管结构,缩短愈合时间,可以实现微创伤手术。

(3)牙支撑手术导向模板:牙齿支撑的手术模板安置于患者的颌面软组织和残留牙齿上,适用于单牙或少量牙齿缺失的患者。牙齿支撑是微创种植手术极佳的选择,因为所有的种植都通过种植软件预先设计,完全预测到骨信息,无须在骨边缘切割进行钻孔和放置种植体。只需通过黏膜穿微孔,就能引导种植体的精确放置。

对于种植手术模板的制作包括非精确引导定向模板和精确引导定向模板,前者相对简单实用,成本较低,适用于手术复杂程度不高的病例;后者制作相对复杂,成本较高,适用于对精度要求较高的复杂手术患者。

一、非精确引导定向模板制作方法

制取患者上下颌牙𬌗石膏模型。缺牙区排牙后制作透明树脂牙。在石膏模型的缺牙区初步选取预种植的最佳位置并标记,将排列的树脂牙去掉,透明树脂膜钻孔,按设计的最佳种植方向放置种植套管,然后用光固化树脂固定。将固定好的带有种植套管的透明树脂模型戴入患者口内,拍摄 CBCT 片。在 CBCT 片上首先标记套管的位置和方向,然后再标记出最佳种植位置及方向,最后测量出需要改动的角度及距离。取出种植模板,按照已测量好并计算出需要改动的距离及位置,在口外进行修改,直到达到 CBCT 片上最佳种植位置。

二、精确种植导航模板制作方法

1. 基于 CBCT 资料的牙𬌗三维重建　通过 CBCT 扫描,获得患者影像数据并进行三维重建,多视角直观地评价上颌窦、鼻底、下齿槽神经管等重要结构和测量牙体之间的解剖关系,实现医学图像的三维可视化。

2. 基于牙𬌗模型的三维重建　制取患者上下颌牙颌石膏模型。用光学三维扫描系统及图像处理软件对模型进行测量和图像处理,获得模型整体的点云数据,并进行点云数据的预处理,生成三角网格模型。

3. 三维数字图像与石膏模型的配准　选择 CT 数据产生的上下颌骨模型作为固定目标,将由牙颌模型点云数据产生的上下颌牙三角网格模型作为浮动目标,在两者相对应的位置点取几个特征点进行配准。

4. 种植导航模板的设计　在基于 CT 资料的牙颌三维重建影像上,医师可以通过人机交互方式对种植体系统以及植入位置、方向进行设置。对下齿槽神经管、上颌窦、鼻底、邻牙等相关解剖部位进行三维几何测量,测量所需直线距离和任意三点间的角度;三维重建影像图可任意旋转像,以不同观察角度,显示颌骨任意平面三维结构和骨质情况,并可在二维影像和三维影像之间自由转换;根据测量结果,在已建立的种植体三维模型数据库中选择不同系统、规格的种植体及上部结构,设置种植体放置位置、方向,并根据对𬌗和邻牙情况对种植体进行优化处理。

5. 种植导航模板的加工　用激光沉积制造(laser deposition modeling,LDM)工艺方法,在石膏模型上按照设计的模板位置和大小制作塑性材料的模板快速成型模型,该模板上带有具有预先确定位置的孔管,以容纳导管。在快速成型模型的基础上,利用其残余牙列,由医师制作用于手术的压膜树脂模板,固定导管,增强模板的强度(图5-2-1)。

(巴　凯)

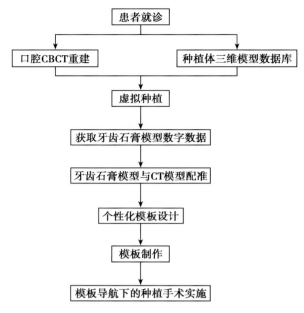

图 5-2-1　精确种植导航模板制作过程

第三节　锥形束 CT 及种植导板设计软件在种植治疗中的临床应用

随着 CBCT 设备的广泛普及,相应的各类第三方种植辅助设计软件也孕育而生,现阶段 CBCT 搭配这些软件的应用显著提高了种植体植入的准确性、减小了手术风险、缩短了手术时间,提高了医师的工作效率。

目前利用 CBCT 和计算机软件进行辅助种植手术主要包括以下步骤:①CBCT 数据的导入、图像分割及图像融合;②第三方软件进行种植体位置设计;③种植导板的制作;④种植导板的快速成型制造;⑤种植导板临床应用。

一、CBCT 数据的导入、图像分割及图像融合

各大品牌的 CBCT 都配有自己的影像数据处理软件,但多数软件功能有限仅具备一些基本的三维重建、测量和数据存储转换等功能,对于一些复杂的三维设计需要依托其他第三方软件进行处理。将 CBCT 数据与第三方软件之间进行传输就需要将 CBCT 的影像资料转换成软件能识别的特定格式——DICOM(digitalimaging and communications in medicine)格式。DICOM 格式是由美国放射学会(American College of Radiology,ACR)和美国电器制造商协会(National Electrical Manufacturers Association,NEMA)组织制定的专门用于医学图像的存储和传输的标准名称。经过 10 多年的发展,该标准已经被医疗设备生产商和医疗界广泛接受,在医疗仪器(CBCT、CT、MRI)得到普及和应用,在医疗信息系统数字网络化中起重要的作用。每次 CBCT 扫描后的 DICOM 数据由几十个到几百个文件组成(视扫描时选择的空间分辨率等参数而定),扫描精度越高文件数量越多,一次扫描的数据一般需要几百兆字节(MByte)的磁盘存储空间(图 5-3-1),要处理这些大容量的数据也对计算机硬件有较高的配置要求。

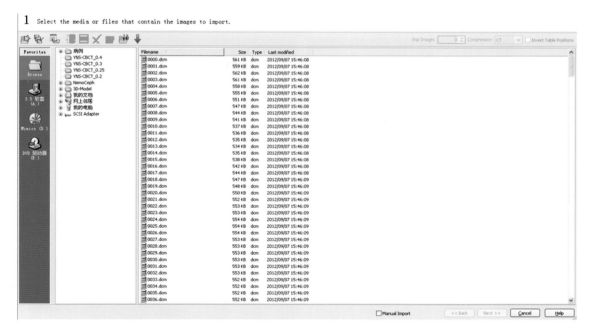

图 5-3-1　每次扫描的 DICOM 数据由几百个文件组成，数据量较大需要

将 DICOM 数据导入第三方软件后可以显示出三个方向上的断面图像（图 5-3-2），而断面图像无法给操作者提供直观的空间感受，所以需要对图像进行三维重建（3D-reconstruction）。而进行三维重建前首先需要选择一个适当的重建阈值（即 CT 值）以便对不同密度的图像进行分割。这一阈值的大小对应的 CBCT 数据的灰度值，灰度值大的组织（偏白）对应的阈值较大，即密度较高；灰度值小的组织（偏黑）对应的阈值较小，即密度较低。对于种植手术来说，需要三维重建的组织为密度较高的硬组织（牙槽骨、牙齿），故在阈值选择时可适当选择高阈值范围进行重建以便分割掉软组织的图像。由于 CT 值计算依据的是 X 射线在不同组织间的衰减系数，这与 CBCT 所采用的管电压（tube voltage）有关，而目前各品牌 CBCT 间所采用的管电压相差较大，因此同一种组织的 CT 值在不同 CBCT 扫描下会有较大的变化。由于目前并无统一的 CBCT 各组织的阈值标准，所以在对 CBCT 图像进行三维重建时需要依据图像的具体表现进行手动调节来选择适当的重建阈值。

在选定好合适的阈值后可对所选区域进行三维重建，三维重建后的模型会显示在软件的三维视窗内，操作者可对其进行各方向的旋转观察（图 5-3-3）。

CBCT 扫描空间分辨率一般为 0.076～0.4mm，扫描视野（field of view）越小可选择的空间分辨率（voxel size）越高，而相应扫描时间及辐射剂量越大。一般满足种植体导板设计需要选择中等大小的扫描视野（即一次扫描可拍摄上、下牙列及颌骨），在该视野下的扫描精度一般在 0.2～0.4mm。但在这一精度下扫描的牙列图像较为模糊（图 5-3-4），同时牙釉质伪影、金属修复体等伪影会对图像有较大的影响，无法用于后期的导板设计，所以需要采用精度更高的激光扫描（laser scan）的牙列图像来替代 CBCT 扫描的牙列图像。激光扫描仪可以直接对印模或者石膏进行快速扫描，扫描时间一般在几十秒内，精度可达到 0.02mm，此外也可以采用口内扫描（intraoral scan）直接对患者在椅旁进行口内扫描来获取牙列模型。激光扫描或口内扫描的牙列模型可以直接以 STL 格式的文件导出存盘，然后再输入第三方种植体导板设计软件进行模型拼接，即图像融合——用精度较高的模型数据替代精度低的模型数据。

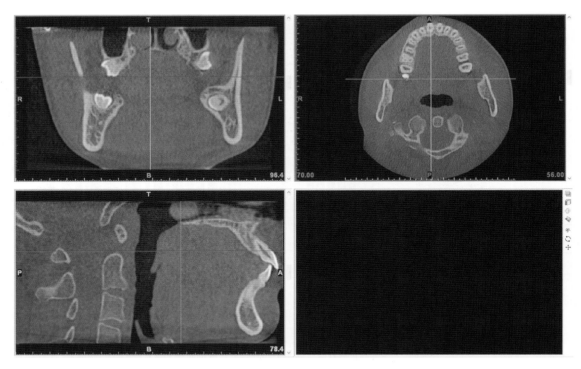

图 5-3-2   DICOM 数据导入 Simplant 软件后在三个视窗内显示各个方向上的断面图像

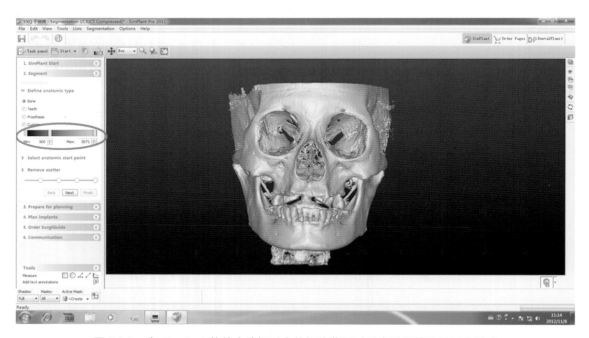

图 5-3-3   在 Simplant 软件内选择适合的阈值范围对牙齿及颌骨进行三维重建

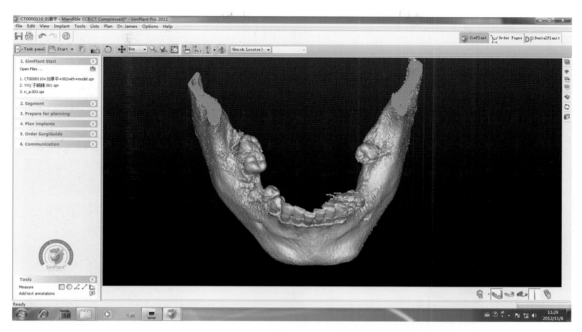

图 5-3-4　CBCT 扫描重建的牙列图像精度较差

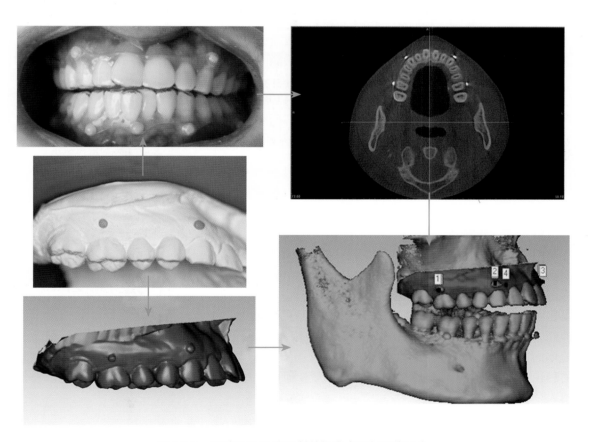

图 5-3-5　通过设置 X 线阻射的标志点进行图像融合

激光扫描的牙列模型和CBCT扫描的模型进行图像融合(image fusion)有两种常用方法:第一种是通过设置X线阻射的标志点进行图像融合(图5-3-5);另一种是直接依据牙列上的相同解剖标志点进行图像融合(图5-3-6)。第一种方法由于操作较为烦琐,但精度较高不会受到牙列上金属伪影的影响;第二种方法操作简便,但会受到金属等修复体伪影的干扰,影响拼接精度。

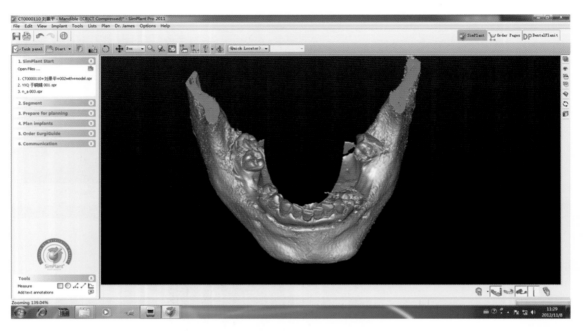

图5-3-6 依据牙列上的相同解剖标志点将CBCT牙列模型与激光扫描牙列模型进行融合,用激光扫描的牙列替换CBCT的牙列

二、第三方软件进行种植体位置设计

在选择种植体前,需要对植入部位的骨量及重要解剖结构进行分析。对于上颌后牙区种植体的选择,可以在CBCT的断面图像测量出牙槽嵴顶到上颌窦底的距离(图5-3-7),以此来选择合适长度的种植体。此外,在软件内还可以测定种植体植入区域牙槽骨的阈值,此值可以在一定程度上反映植入区域骨的密度(图5-3-8)。但由于CBCT与螺旋CT不同,各品牌CBCT间管电压不统一,该阈值所反映的骨密度无法在不同品牌CBCT间进行比较,同品牌的CBCT扫描的结果也只能做一定的参考。对于下颌后牙区种植钉的选择,首先需标记出下颌神经管的走向。由于神经组织密度较低,在CBCT图像上表现出低密度影像,可以在各个连续断层图像上选出神经管的影像,然后经过三维重建可以在颌骨里标记出下颌神经管的走向(图5-3-9)。标记完神经管的位置后,可以选择合适长度的种植体并调整种植体的方向以避开神经管(图5-3-10)。在Simplant软件内包括各大种植体品牌的各种型号的种植体,并标注了种植体的直径及长度,医师可以根据需要选择合适的种植体进行模拟植入。

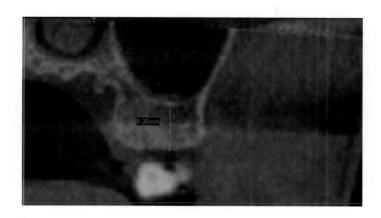

图 5-3-7　在 CBCT 的断面图像上测量出牙槽嵴顶到上颌
窦底的距离

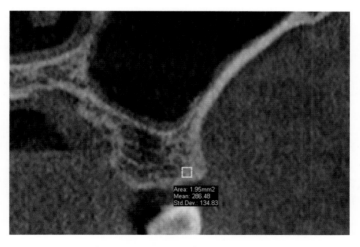

图 5-3-8　在 CBCT 的断面图像上测定种植体植入区域
牙槽骨的阈值

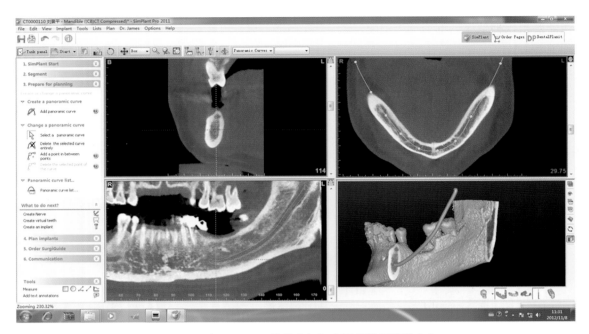

图 5-3-9　在 Simplant 软件内标记出下颌神经管的走向

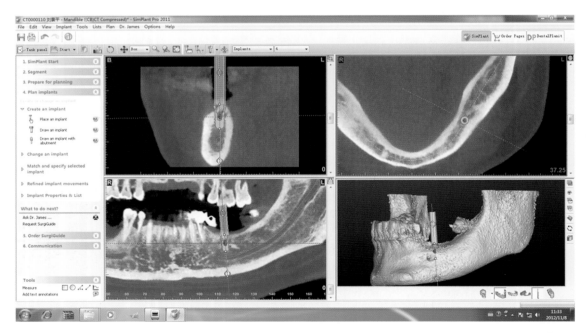

图 5-3-10　在 Simplant 软件内选择合适长度的种植体并调整种植体的方向和位置以避开下颌神经管

三、种植导板的制作

在完成种植体位置的设计后,软件可直接形成一个覆盖在牙列上的虚拟导板(图 5-3-11),在需要植入种植体的部位预留有植入的空洞(图 5-3-12)。

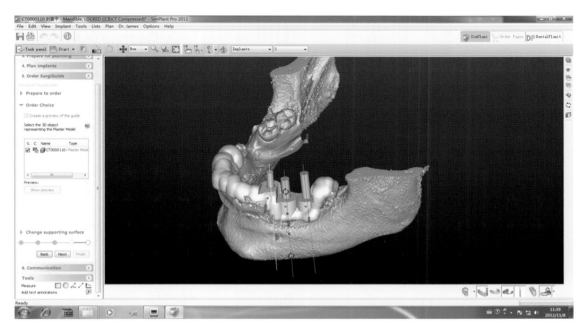

图 5-3-11　**Simplant** 软件直接形成一个覆盖在牙列上的虚拟导板

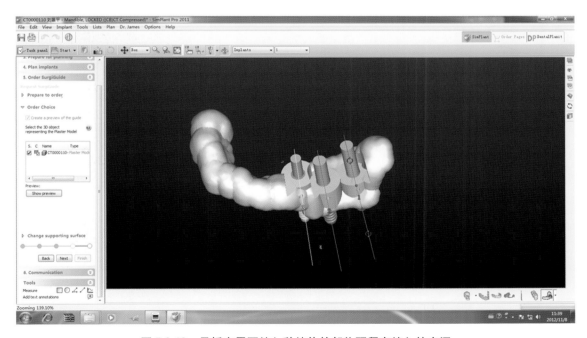

图 5-3-12　导板在需要植入种植体的部位预留有植入的空洞

四、种植导板的快速成型制造

将设计好的种植体导板同样以 STL 格式导入三维打印控制软件内,三维打印机可直接进行逐层打印,形成导板的实体,打印精度可以达到 0.02mm(图 5-3-13)。

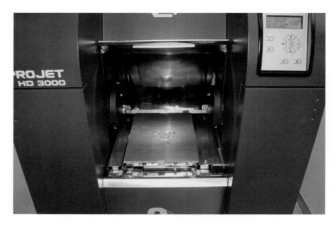

图 5-3-13　种植导板三维打印制作

（叶年嵩）

第六章

种 植 支 抗

第一节 种植支抗的种类

微种植支抗(micro-implant anchorage)作为一种新型的支抗手段,以支抗性能稳定可靠、微种植体体积小、植入部位灵活、手术操作简单、植入后可即刻承载,缩短了临床治疗时间等特点越来越多地应用于错𬌗畸形患者的正畸治疗。

一、支抗与种植支抗

关于支抗的定义,在《口腔正畸学》第3版中描述为正畸矫治过程中,任何施于矫治牙使其移动的力必然同时产生一个方向相反、大小相同的力。而支持这种移动矫正牙体引起的反作用力的情况称为支抗力,矫治力所产生的相反方向力即支抗力。支抗力由抗基(通常是多根后牙)提供,它的作用是保持抗基的稳固或尽少移动,是矫治所需,是有利的,它的方向与矫治力相同,力量大小大于矫治力。(矫治力的反作用力大小等于矫治力,方向相反,使支抗基牙发生的副移动是矫治不需要的,属不良力。)目前,也有学者提出异议,认为支抗是对矫治力的反作用力的抵抗。支抗力是与矫治力对抗的力量。

20世纪末,Kanomi设计的小直径种植钉(微螺钉,mini-strew)的广泛使用取代了早期利用牙科种植体获得口内支抗,从而解决了牙科种植体体积较大,手术烦琐复杂以及价格昂贵等问题。传统的骨内螺钉用于支抗时常常由于施力装置的刺激以及缺乏一定的头部装置而导致局部牙龈的炎症。因此,20世纪初研发的新型微钛种植体不但具有可以与施力装置连接的头部,而且具有足够小的直径(1.2~1.6mm)。其中,直径小于1.9mm的种植体称为微小种植体或微种植体;直径在1.9mm以上的称为小种植体。微种植体的长度也在5~14mm不等。材料方面主要以纯钛为主,并有机结合碳氧镍氢等元素,具有良好的生物相容性和力学特点,且无生物学毒性。

二、微种植体手术所用的器械

微种植体的手术器械主要包括钻针(球钻和裂钻)、多型号手柄(手柄、机用)、手柄接头部、慢速机头以及外科手术基本器械。

三、微种植体的种类

临床上,微种植体可以根据治疗需要植于口内的不同位置。植入前,种植医师应对植入区解剖性质非常明确。根据植入位置的性质(如解剖结构、骨质密度、牙根间距、软组织情况)和负载的方式,微种植体具有不同直径、长度与头部类型。微种植体的直径一般小于1.9mm,同种植体手术器械及种植体的选择原则一样,裂钻的直径应略小于微种植体直径(如小于0.2～0.3mm),以获得植体表面与骨皮质的良好嵌合,提高微种植体的初期稳定性。

1. 按照直径与大小分类　微种植体的长度为5～10mm,直径范围在1.2～2.0mm不等,可根据植入区域的骨皮质的厚度、骨密度、邻近重要的解剖位置等条件具体选择。通常,根间隙较大时可选择直径较粗的微种植体,在避免穿通上颌窦、鼻窦、下颌神经管等重要解剖结构的情况下,前牙区可选择较长的长度,后牙区的植体长度相对较短。

2. 按照植入方式分类

(1) 自攻型微种植体(self-driven implant anchorage,SDIA):是不进行翻瓣或牙龈环切的情况下直接手动旋入的钛合金或直径不小于1.5mm的纯钛微种植体。其尖端与螺纹的刀锋比较锋利,更容易突破皮质骨,操作过程中应注意勿伤及口内黏膜及植入区邻牙的牙根。自攻入型种植体是临床上常采用植体类型,主要用于皮质骨致密程度不高时,所需扭矩为7～8N·cm。直径小于1.5mm的钛合金微种植体也可以承受一定的自攻力量,但较细的纯钛微种植体(直径小于1.5mm)则非常容易折断。

(2) 助攻型微种植体:当骨皮质骨密度非常致密,直接手动旋入方式存在一定的困难时,可先利用手机钻针预成就位道,再沿就位道的方向植入微种植体。一般用于较细或纯钛微种植体。

(3) 助攻与自攻联合型:初期通过裂钻辅助预成就位道,待感觉骨阻力突然降低时改用手动攻入的联合植入方式。

3. 按照头部形态分类　按微种植体头部形态可分为无头型和有头型。其中有头型还包括小头型、圆头型、长头型、固定型、托槽型等。

4. 按照黏膜开放或闭合的方式分类　根据黏膜厚度确定微种植体头部位于埋于黏膜下或者暴露黏膜上方,即闭合式或开放式。一般来说,闭合法选用的微种植体比开放发短1～2mm。根据黏膜的性质选择是否需要做手术切口,如附着龈的宽度较大时,可避免手术切口直接攻入微种植体,若以游离龈为主的软组织区域,则选择手术切开或者牙龈环切的方式暴露术区,再植入微种植体。

四、影像诊断学在微种植体方面的临床应用与意义

1. 微种植体支抗在正畸临床的影像学应用　经长期的临床证实,微种植体支抗可以控制单个牙的少量移动(MTM),而不会造成邻牙的支抗丧失。主要的临床运用包括:前牙的内收;倾斜磨牙的竖直;舌侧矫治的支抗以及改善错殆关系等方面。影像学上通过头影测量分析,测量骨性Ⅰ～Ⅲ类错殆、开殆、深覆盖深覆殆的骨性指标如∠ANB、∠FMA、∠SNA,牙性指标如咬合平面与FH平面的夹角以及软组织指标如Z角等。

2. 微种植体在正颌治疗中的应用　临床上骨性牙颌畸形多采用正畸-正颌手术联合的治疗方法。随着骨结合种植技术的日趋成熟,微种植体支抗也越来越多的应用于正颌治疗中。微种植体植入与正颌术前植入,术后两周可以进行负载加力。不但可以作为直接支抗内收上

前牙,还可以提供足够的抗力,有利于正常咬合关系的恢复。X 线头影测量分析与 CBCT 等影像学技术为牙倾斜角度等术前预测与术后的评价提供重要的参考依据。

第二节　种植支抗的术前影像学评价与微种植体的选择

临床上常用的微种植体具有多种直径与长度的尺寸,目前的观点认为,在不损伤相邻组织的情况下,如不累及牙根或造成上颌窦穿通等,应尽量增大微种植体植入骨的长度,以保证初期稳定性及足够的支抗力。口腔影像学检查作为一种手段,为种植手术前了解植入区域牙根的相互位置,牙根间隙的大小、骨质与骨量,确定微种植体使用类型与尺寸的选择、具体植入的位置与方向和负载过程评估等提供了直观的图像与数据资料,手术的成功以及获得良好的支抗效果提供了重要的影像学依据。

一、影像学对微种植支抗植入位置与方向的评价

1. 根间隙与微种植体的植入位置和方向

(1) 近远中向的牙根间隙:微种植体的植入区常选择为根间距内,与邻近牙根保持一定的安全距离。在微种植体植入时,若对牙根间隙的宽度不明确,则很容易损伤牙周膜、累及甚至穿透牙根。临床常采用口内根尖片的影像学评价方式来了解微种植体植入区牙根的相互位置和根间距的宽度,结合对后期负载力的要求,来选择微种植体的尺寸,避免造成对牙根、牙周组织的损害。根据 Huang LH 的最小根间间隙的计算公式,最小根间距离=微种植体直径+牙周膜间隙×2+(最小微种植体表面与牙根的间距×2)。一般认为,牙周膜间隙为 0.15 ～0.38mm,平均 0.25mm 左右,微种植体与牙根间的安全宽度为 1.5mm。目前临床常用的 X 线二维平片如口内根尖片,在拍摄时球管的位置与角度往往会造成牙根间隙宽度的误差。随着近年来影像技术的不断发展,牙科专用 CBCT 以三维精确成像、高密度清晰、低辐射、曝光区域小、短时间、费用较螺旋 CT 低等优点已广泛应用于口腔颌面部的诊疗。

(2) 龈殆向的牙根间隙与植入方向:研究表明,上微种植体植入的部位应在牙槽嵴顶以下 5 ～7mm 的区域,由于牙槽嵴是呈上窄下宽的楔状解剖形态,即在龈殆向上,冠方间隙大于龈方间隙,且距上颌骨颊侧牙槽嵴 5 ～7mm 的区域,以上颌第二前磨牙与第一磨牙之间的间隙最宽,平均为 3mm,牙根的腭侧间隙大于颊侧间隙,因此直径在 1.0 ～1.3mm 的微种植体以自冠方斜向植入时仍可保证其所需的根间间距,可避免牙周组织及牙根的损伤,获得足够的支抗高度与正畸力,植体长度上可选择比一般规格长 1 ～2mm 的微种植体。当为种植体直径1.5 ～2mm 时,在同样的植入部位与方法,则很大程度上可造成牙周组织的损伤。因此,对微种植体直径的选择也应该同骨内种植体尺寸选择一样,应满足最安全的根间距离。当根间间距过窄时,可以选择靠近根尖或者更靠近龈方的位置,或者选择较小直径的微种植体。也通过正畸方法,调整牙根的位置关系,扩大根间距离后再行植入。对后期负载力要求较高时,可依情况选择较粗直径的微种植体,植入部位可选择在具有较大牙根间隔、缺牙区龈方以及颧牙槽嵴、磨牙后等无牙区域。此外,为避免微种植体局部牙龈炎性反应,植入区域常选择于附着龈区和易清洁的部位,在选择微种植体类型时,头部较大的植体往往会增加对局部牙龈的刺激,因此选择黏膜埋入式以及配合必要的牙周塞治治疗可以有效地控制牙龈炎症的发生。

2. 常用的微种植体植入区

(1) 上颌第一磨牙和第二前磨牙颊侧区:该区域牙根间隙呈典型的楔型,根间距为 3mm

左右。上部邻近上颌窦低,骨皮质厚度 1 ~ 1.5mm,骨密度适中,是最常选择的微种植体植入区域。在植入过程中,应根据附着龈的宽度决定是否附加手术切口,常选择斜向植入并应避免穿通上颌窦底、损伤上颌第一磨牙近中牙根等。微种植体选择直径 1.2 ~ 1.3mm,长度 7 ~ 8mm,,最常用于内收前牙与压低上颌磨牙。

（2）上颌骨第一磨牙与第二磨牙区颊侧区:上颌骨第一磨牙与第二磨牙区颊侧牙根间隙略窄与上颌第一磨牙与第二前磨牙根间距(约 2.1mm),但舌侧根间隙较宽,很可能是因为上颌磨牙牙根倾斜。微种植体选择直径 1.2 ~ 1.3mm,长度 7 ~ 8mm,附着龈的宽度也存在个体的差异,因此应根据具体情况选择是否附加手术切口。常用于压低上颌磨牙。

（3）下颌第一磨牙与第二磨牙颊侧区:由于下颌骨外斜线的存在,该区域骨皮质较厚,约 3mm,牙根间距较大,为 4 ~ 5mm,是植入微种植体较为理想的区域,可允许垂直植入方式。同下颌骨骨内种植体植入原则一样,微种植体应尽量避免损伤下颌神经及血管。但由于骨皮质较厚,微种植钉的长度一般不会超过骨皮质的厚度,但仍应注意植入点位置。临床上可用于内收下前牙。微种植体的多选择直径 1.3 ~ 1.6mm,长度 5 ~ 7mm。

3. 其他支抗区

（1）上下颌前尖牙与前磨牙颊侧区:上颌尖牙及前磨牙颊侧区域骨皮质厚度,骨密度,微种植体直径选择 1.2 ~ 1.3mm、长度 7 ~ 8mm。下颌骨尖牙区与第一前磨牙区牙根间距小于后牙区,骨皮质厚度也较薄。牙龈黏膜宽度不大。微种植体选择直径 1.3 ~ 1.6mm,长度 5 ~ 7mm。

（2）上下颌前牙区:上颌前牙唇系带常掩盖微种植体的头部,骨皮质较厚,主要由附着龈覆盖。上前牙牙根远中倾斜,根间距往往较大,常选择直径略粗的微种植体如 1.3 ~ 1.6mm,长度 6 ~ 7mm。在下颌前牙区常选择正中联合区。该区域具有较窄的附着因,且双侧下颌前牙牙根间隙很窄,植入时应选择斜向植入式。微种植体直径较小(1.3 ~ 1.4mm),长度 5 ~ 6mm。

（3）上颌骨腭侧区:上颌骨腭侧区可分为中部腭中缝区和后牙腭侧区。腭中缝区骨皮质致密,上邻为鼻底,手术时应避免进入鼻腔。微种植体直径可选择 1.5 ~ 1.8mm,长度 5 ~ 6mm,用于增强支抗、远中移动磨牙。后牙区腭侧骨皮质与颊侧差别不大,但牙根间隙增宽,且牙龈厚度不一,微种植体应至少保证 6 ~ 7mm 的植入骨深度。植入过程中应注意避让腭大神经与血管,并根据腭穹隆的高度选择合适的植入角度。通常微种植体直径 1.3 ~ 1.6mm,长度可达 10 ~ 12mm。

（4）下颌骨磨牙后区:磨牙后区属于下颌骨的无牙区域,骨质宽度大、骨皮质较厚且致密,可以允许较粗的微种植体直径以及不小于 4mm 的植入骨长度,通常选择直径 1.4 ~ 1.6mm,5 ~ 10mm。手术植入的方向可平行于牙根长轴,并考虑竖直磨牙的施力点的位置。由于骨质致密,术中可能会引起微种植体的折断。下颌第二磨牙远中颊侧的黏膜较易覆盖种植体头部。

（5）颧牙槽嵴区:颧牙槽嵴处骨质较为致密,骨皮质较厚,微种植体长度可选择 5 ~ 6mm,直径 1.3 ~ 1.4mm。由于颧牙槽嵴位置较高,牙龈黏膜覆盖较多,且邻近上颌窦,在植入过程中,手术切口稍大,选择微种植体的头部埋入黏膜式,并避免突破上颌窦。植入该区域长用于内收上前牙,远中移动牙列。

（6）上颌结节区:上颌结节区骨密度稍低,当第三磨牙缺失后属于无牙列区域,多附着龈覆盖,可在无切口下直接植入较长长度(7 ~ 8mm)的微种植体。由于位置较为远中,较难保证植入角度。因此临床上偶用于远中移动上颌后牙。

4. 种植体的弯曲、变形或折断　直径较小的微种植体在骨皮质厚度与密度较大的情况下很容易弯曲、变形甚至折断。因此提高微种植体的抗折断性是新型小直径微种植体的重要的性质之一。普通的影像学检查可以确定微种植体折断的具体部位,并以此来确定继续保留或去除的处理方法。

二、影响微种植体的稳定性的因素

1. 骨质与骨量的评估　对上下颌骨微种植体脱落率的比较中,发现上颌骨的脱落率高于下颌骨,推测可能是由于微种植体与周围组织达到的是纤维组织愈合,主要是机械力达到的固位力与初期稳定性,上颌的骨密度较下颌骨稍低,这种固位力与初期稳定性也低于下颌骨。有研究对高角型患者微种植体稳定性的分析中认为,高角型患者的骨皮质相对薄弱,当植入微种植体时,骨松质分担了一部分负载应力。当应力超过一定范围时,会打破微种植体周围骨改建的平衡,从而使骨吸收的程度大于纤维组织结合和骨结合,严重破坏微种植体的稳定性。因此,植入区骨质与骨量对微种植体的初期稳定性具有重要的意义,在不同类型骨中,骨质较差区的微种植体教骨质好区的松动率有明显的差异,根据生物力学的研究,骨质较差,骨量较少时微种植体的扭矩也明显降低,更容易松动。在影像学中,当骨皮质厚度较薄(如小于1mm),骨松质所承受的内应力增大,骨吸收大于骨改建,表现微种植体周围骨密度较低。当骨皮质较厚(如大于1mm时),应力主要分布于骨皮质,微种植体的稳定性大,表现为微种植体周围骨质密度较高。

2. 微种植体的选择　实践证明,粗而长的微种植体的稳固性明显大于细而短者。正畸力一般小于300g,直径为1.0～1.5mm的微种植体垂直植入,则可提供足够的支抗力。如直径1.2～1.3mm的微种植体,由于上颌骨时骨皮质的厚度与骨密度相对下颌骨要薄,长度可≥6mm;下颌骨的磨牙颊侧、磨牙后区的骨皮质厚而致密,微种植体长度≥5mm。当植入区骨密度相对较低或要求支抗力较大时,可选择较大直径的微种植体;当牙根间隙不能满足垂直植入时,在保证不损伤邻牙及其他组织结构的情况下,应选择较长的微种植体行斜向植入。实际操作中,医师应根据具体植入区的骨质性质、微种植体与骨的嵌合程度、扭矩大小以及正畸力的要求来具体选择种植体的直径。

3. 临床植入方式　在手术植入过程中,制备植体窝的直径应小于微种植体的直径,在攻入的过程中配合螺纹的嵌合力可以增加固位力与稳定性。在游离龈宽度与厚度较大时,直接在攻入微种植体时很容易将软组织一同旋入而造成微种植体的失败。CT技术辅助下的微种植体支抗导板可以精确测量骨质与骨量,并可模拟牙颌骨的状态,指导微种植体的植入位置与角度。

4. 加力的时机　现代种植学观点认为,骨内种植体植入2～3个月之后,种植体表面与周围骨完成骨结合后再进行负载。微种植体支抗与以往的传统支抗方式以及传统意义上的骨内种植体相比,不需要较长的骨愈合期后完成骨结合才能施加矫治力,而是达到软组织结合后即可施加力。有研究表明,植入后即刻加力与延期加力的微种植体在失败率上的差别无统计学意义,即支抗对初期稳定性的要求远大于对后期骨结合的程度。一般来说,在植入微种植体后2周,软组织创伤达到愈合,此时便可以施力。有动物实验证实,术后3周与12周施力,对微种植体的稳定性没有明显差异,但由于人的颌骨改建相对于动物模型要慢,植入4～5周后的骨愈合足以支持正畸的加载力。

5. 负载与炎症　正畸治疗中对微种植体安放镍钛簧时,其瞬间力可达到几千克,远远大于治疗中的稳定矫治力 200 ~ 300g。频繁地安放更换螺簧会严重影响微种植体的稳定性,造成微种植体的松动甚至脱落。同样,当口内负载装置(如弹力线、橡皮圈、镍钛螺簧)过多,但不能达到有效口腔清洁与良好的口腔卫生时,菌斑与软垢会沉积于微种植体的表面,引起周围软组织的炎症性反应。刷牙时的过大力会刺激微种植体周围软组织甚至碰掉镍钛螺簧,再次造成瞬间过大负载力。

三、微种植体的取出

微种植体植入后,植体表面与周围组织达到软组织结合时即可负载正畸力;而正畸过程中,伴随着颌骨的改建与牙齿的移动,相比一般的骨内种植体,微种植体在治疗结束后仍比较容易取出。临床医师可使用手柄直接将微种植体反向旋出。而纯钛种植体表面与骨的生物相容性好,当达到较为紧密的骨结合后,则取出时存在一定困难。

四、影像学对微种植体支抗的应用前景

为保证正畸等治疗过程中对稳定性要求,微种植体在植入部位和形式,微种植体类型及加力方式等方面都比较灵活。然而,可靠且系统化的力学数据是临床医师选择与运用微种植体支抗的重要依据,对植入区骨质骨量的精确评估对指定与植入方案的制订是提高微种植体支抗稳定性的重要前提。目前,研究微种植体的数学模拟生物力学模型多通过三维有限元的方法,分析支抗骨界面的应力分布、微种植体的不同直径、不同角度的正畸力、微种植体不同骨植入长度、植体位移等情况。随着影像学技术的发展,临床上已不再依赖于口内根尖片或 X 头影测量进行种植术前的骨量评估。螺旋 CT 与 CBCT 对术区骨量在二维平面及三维立体影像上的角度与线距测量结果明显精确与 X 线平片,图像失真率小,与实物大小的比例接近 1 : 1,并能选择不同的兴趣平面,在各层面上评估骨量的状况,避免了手术视野的限制,如磨牙区颊肌的限制、扭转牙根间距的具体宽度、骨质密度的异常,并可以通过手术导板的形式准确指导微种植体植入术,提高植入的初期稳定性。

第三节　种植支抗手术导板的制作

在正畸临床中,为达到良好的支抗效果,对微种植体植入位置与角度的准确性具有一定的要求。然而由于根间距的骨量的宽度或手术视野以及颌骨重要解剖位置等因素,使临床医师在确定植入位置和角度的实际操作中带来一定的困难。目前的理论认为,配合 CT 技术的微种植体支抗导板的应用不仅能准确地评估植入区骨量,还可以模拟真实的牙𬌗形态,高效、准确地引导术中的操作,从而降低手术失败的风险,提高手术成功率。骨内种植体的种植导板多分为导管和定位板。前者可以明确术中种植体的植入位置、角度与植入骨深度,后者对固定导管在实际口内的位置具有重要的作用,主要通过与牙齿、𬌗面、牙槽嵴或骨组织等结构相贴合。

一、主要的微种植体支抗的手术导板或导航技术

1. CAD/CAM　基于 CT 数据的计算机辅助设计与制造(computer aided design and computer aided manufacture,CAD/CAM)种植导板技术在国内外的发展日趋成熟。通过对患者牙𬌗结构的 CT 数据进行三维重建,可准确地观察与评价拟植入区的骨量以及评估与重要解

剖结构的位置关系。扫描数据经特定格式(如 DICOM 格式)输出后,利用相关软件进行三维重建,从而制订最佳的植入方案,完成导板的设计。导板模型数据通过快速成型机制作实体导板,经消毒后备用。在制作的初期,除了临时制作扫描修复的方法外,目前 CT 技术中多可模拟多系统种植体植入,并将初步确定的植入位置与角度转移到导板的导向孔中,经快速成型技术制作实体模型导板,从而简化了手术操作,降低手术风险,提高植入的精度。

2. 种植定向模板技术　结合口内缺牙区牙槽骨、黏膜形态及咬合情况,在 X 线口内根尖片或头影测量的指导下制取石膏模型,育成植入孔。一般骨内种植体模板的制作中,在石膏模型上钻孔后固定种植体把持器,塑胶板热压成型辅佐与模型上。种植体把持其包裹的区域为导向隧道,修建模型,保留邻近 1~2 颗牙体及𬌗面结构保证在口内的顺利就位及位置的精确与稳定。

二、微种植体导板的作用与要求

CT 技术应用于口腔领域,可以提供更为翔实可靠的牙、骨组织信息。种植导板设计软件可以多窗口表达多轴向的图像影像以及颌骨的三维模型,灵活且直观。通过对同一部位不同角度的观察和对线段、角度、体积、骨密度以及与上颌窦底位置关系等指标的准确测量,最终确定微种植体类型的选择与植入的位置与角度,并可以进一步记录模拟微种植体植入后与相邻骨面、黏膜、牙根的位置关系。

为保证微种植体植入的精确性,对导板具有一定的要求。导板应完全模拟口内的具体情况,与周围组织结构间足够的固位力,不会因为颌骨及口周肌肉的活动而移位与松脱;其次,要求导板本身材料的稳定性,坚固不易变形;导板具有保证一定固位力的面积但不要过大,容易就位但也容易取出;材料具有一定的透明度,不阻挡手术视野;便于调改与消毒,等等。

(杨振宇)

第七章

口腔临床种植常见的并发症

在牙种植手术过程中,有时会发生一些意想不到的事情,种植体应该植入牙槽骨及颌骨相关的正确位置,但是由于对于影像的理解程度较低,对于种植术中的风险评估不足,或者是因为经验,就会发生一些相应的并发症,如种植体进入上颌窦或者上颌鼻腭管,在下颌骨种植体植入过深而伤及下牙槽神经管,或者种植体的偏斜、种植体折断,有的甚至伤及口底,造成口底血肿导致严重的后果。本章只介绍与影像相关的一些并发症。

第一节　种植体进入上颌窦

种植体进入上颌窦(图 7-1-1)并不是很常见的现象,往往是由于术者对于解剖结构的理解不深或者经验不足而发生。种植体进入上颌窦以后,其位置和方向可以完全不一样,三维重建图像可清楚显示种植体的形状与邻近结构的相关关系(图 7-1-2、图 7-1-3)。术前拍摄 CBCT 了解上颌骨骨质的密度是非常重要的,因为上颌骨的骨质密度一般情况下较下颌骨疏松;另外 CBCT 还可以了解骨质的高度与宽度、上颌窦内的状况及邻近牙齿等的相关信息,避免发生此类意外。

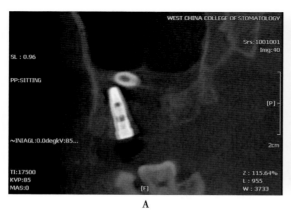 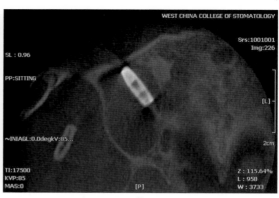

图 7-1- 1　CBCT 显示种植体位于上颌窦内
A. 矢状位;B. 水平位

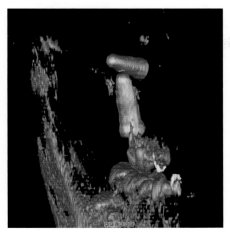

图 7-1- 2　CBCT 三维重建图
显示种植体位于上颌窦内,移位的种植体呈
内外向位于另外一个种植体的上方

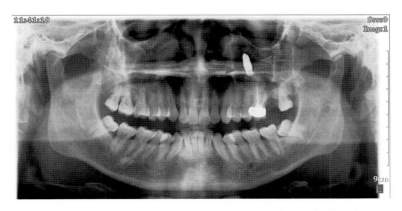

图 7-1-3　全景片显示种植体位于左侧上颌窦内 B56 根尖上方

第二节　种植体进入鼻腭管

　　在上颌前牙区最重要的一个结构就是鼻腭管,是鼻腭神经和血管通过的地方,全景片和牙片又不能很好地显示该结构。鼻腭管的大小是不一致的,有的可以很粗大而且不规则。在临床有时候可以看见种植体进入鼻腭管的现象,有的轻度压迫鼻腭管(图 7-2-1),有的部分或者大部分进入鼻腭管(图 7-2-2、图 7-2-3)。尽管种植体进入鼻腭管不会像损伤下牙槽神经管出现非常明显的症状,但在临床工作中还是要尽量避免损伤鼻腭管。术前 CBCT 的检查及判断就显得十分重要。

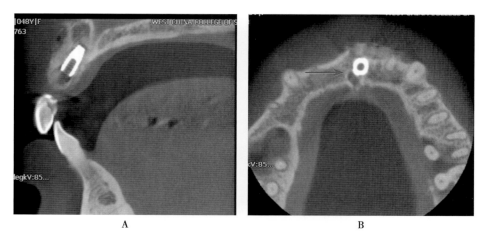

图 7-2-1　种植体部分进入鼻腭管,压迫鼻腭管
A. 矢状位显示种植体部分进入鼻腭管;B. 水平位显示种植体近中压迫鼻腭管

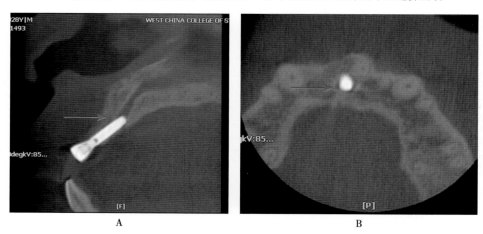

图 7-2-2　种植体进入鼻腭管,压迫鼻腭管
A. 矢状位;B. 水平位

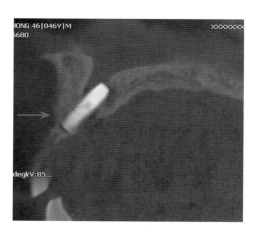

图 7-2-3　矢状位显示种植体进入鼻腭
管,种植体大部分完全位于鼻腭管内

第三节　下牙槽神经管损伤

　　下牙槽神经管是下颌骨非常重要的结构,当下牙槽神经管损伤后会出现麻木或者其他的症状。误读全景片或者不了解全景片的失真率往往是造成手术意外的原因(图7-3-1),因为不是每一张全景片都能够显示十分清楚的解剖结构,也不是所有的神经管的结构都是一样的,在本书的第二章中已经叙述了关于神经管的各种变异。所以对于全景片上神经管影像不清晰或者不能确定时,最好用 CBCT 检查,以确定神经管的位置,有没有其他分支,距离牙槽嵴的高度,颊舌侧的宽度以及有无颏孔舌侧开口等。在下颌骨骨量不足的情况下,种植手术时要高度警惕,尽量避免种植体进入下牙槽神经管(图7-3-2)。另外,过度追求种植体的长度也许是不科学和不明智的选择,损伤下牙槽神经管的风险是非常大的(图7-3-3)。

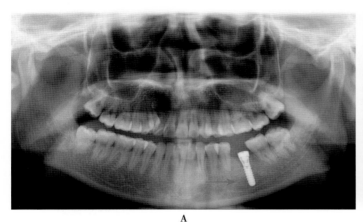 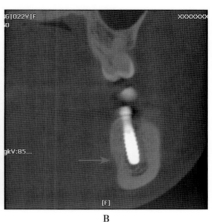

A　　　　　　　　　　　　　　B

图 7-3-1　全景片及 CBCT 冠状位
A. 全景片显示种植体压迫下牙槽神经管上壁;B. CBCT 冠状位显示种植体进入下牙槽神经管内

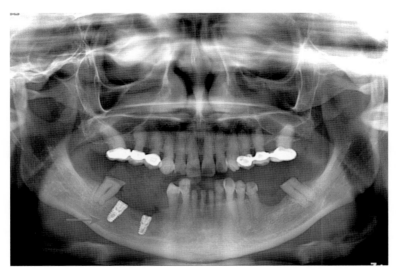

图 7-3-2　全景片
显示 C5 、C6 种植体进入下牙槽神经管

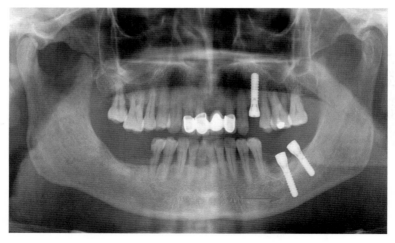

图 7-3-3　全景片
显示左侧 D6 种植体完全超过下牙槽神经管,D7 种植体进入下牙槽神经管

第四节　种植体位置不正

手术前对于植入区域的评价存在问题,也许是手术过程中操作的失误或者其他原因,才会导致种植体植入后位置偏离了牙槽骨的方向,但在术后的全景片检查中往往不能正确判断(图 7-4-1A),只有通过 CBCT 检查才能正确发现种植体的方向(图 7-4-1B,图 7-4-2 ～ 7-4-4)。

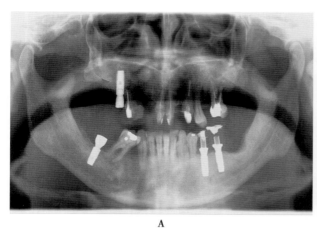

A

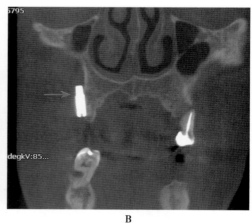

B

图 7-4-1　种植体位置不正
A. 全景片显示 A 区种植体位置良好;B. 冠状位显示种植体位置明显偏颊侧

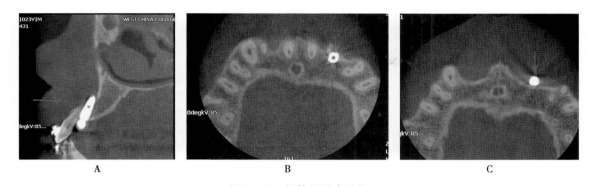

图 7-4-2　矢状位及水平位
A. 矢状位显示种植体偏向唇侧；B、C. 水平位显示不同层面种植体与邻牙牙根的关系及种植体
根部位于软组织内

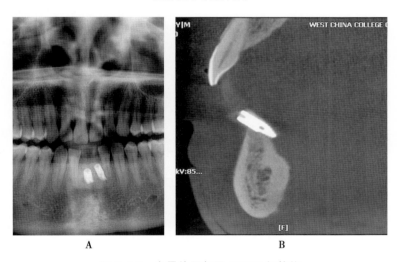

图 7-4-3　全景片局部及 CBCT 矢状位
A. 全景片不能显示种植体的真实情况；B. CBCT 矢状位可以清楚显示种
植体的唇舌向倾斜

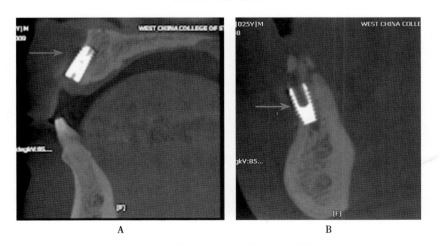

图 7-4-4　CBCT 矢状位显示种植体的唇侧骨板明显不足
A. 上颌种植体的唇侧骨板明显不足；B. 下颌种植体的唇侧骨板明显不足

第五节   种植术后上颌窦积液

上颌窦积液分为两种,一种是原来就存在的陈旧性积液,往往是脓液,而且特别黏稠;一种是继发性积液,即种植术后才发生的积液(图 7-5-1),往往是出血造成的。单纯从影像上来讲两者有很多的相似性,要结合临床病史来判断。上颌窦内陈旧性积液是否适合做种植手术还值得探讨,在没有 CBCT 之前全景片不能显示上颌窦的情况,仅仅只能看见上颌窦底。在做上颌窦提升术时尽可能保证上颌窦黏膜的完整性。

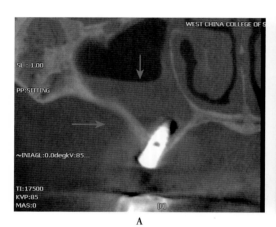 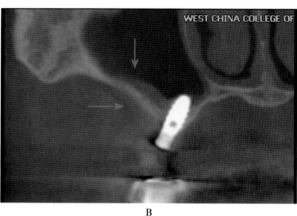

图 7-5-1   上颌窦提升术后积液及吸收
A. 上颌窦明显积液;B. 6 个月后上颌窦积液消失

第六节   种植体折断

种植体的发展历程也是循序渐进的,20 世纪 90 年代可以看见一段式的叶状或者细长的螺钉状种植体,现在已经淘汰。那类种植体可以看见有折断的发生,而现在的种植体一般不容易发生折断。种植体过细或者应力过大都可能造成种植体折断(图 7-6-1)。

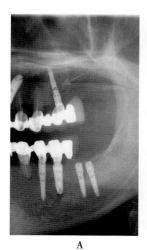 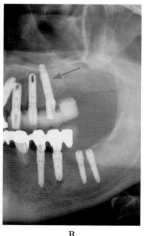

图 7-6-1   全景片局部
A. 种植体折断(箭头);B. 第二次重新植入直径较粗的种植体

第七节　其 他 改 变

　　如图 7-7-1 所示,种植体下方有明显的规则低密度影,多系钻孔过深,有可能是碰到血管破裂出血,而植入种植体。可能的原因是术前对于影像的评估不足,没有发现或者考虑到颏部实际上存在丰富的血管网,值得临床医师引起注意。也可能是种植体不能顺利地就位。尤其是舌侧有类似颏孔的下颌骨骨管的存在时,以免造成口底出血血肿,甚至危及生命。

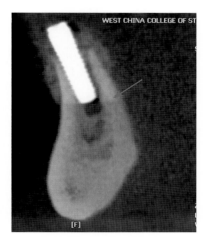

图 7-7-1　钻孔过深
显示种植体下方空虚

（王虎　游梦　刘媛媛）

参考文献

1. 李娟娟,陈超,欧国敏.超声骨刀水冲压力法提升上颌窦底的临床应用.中华口腔医学杂志,2011,46(5):304-305

2. 欧国敏,宫苹,陈文川,等.即刻种植与即刻修复的临床应用.中华口腔医学杂志,2006,41:144-147

3. 康宁,宫苹,李娟娟,等.8mm种植体骨内应力分布的三维有限元研究.中华口腔医学研究杂志,2012,6(1):1-5

4. 王虎,李娜.锥形束CT在上颌窦提升术中的应用.中国实用口腔科杂志,2011,4(1):581-585

5. 李娜,王虎,任家银,等.上颌窦提升术中上颌窦解剖生理及病理的CBCT探讨.中国口腔种植学杂志,2012,17(3):101-105

6. 张静,李晓敏,游梦,等.不同测量方法对种植术区垂直骨量的临床评价.临床口腔医学杂志,2007,23(2):109-112

7. 王劲茗,陆笑,汪永跃,等.数字化曲面体层摄影种植临床失真率的定量研究.广东牙病防治,2007,15(7):294-296

8. 薛丽丽,杜莉,王虎,等.愈合期埋植型和非埋植型种植体周围牙槽骨吸收情况观察.中国口腔种植学杂志,2009,14(3):60-62

9. 陆笑,汪永跃,王虎,等.牙种植影像学检查中颌弓形态失真度评价.实用放射学杂志,2008,24(3):303-305

10. 王斌,王虎,汪永跃.牙种植患者曲面体层片上颌骨失真度评价.四川医学 2009,30(8):1244-1246

11. 宫苹.种植义齿修复设计.成都:四川大学出版社,2004

12. 宫苹,梁星.陈安玉口腔种植学.北京:科学技术文献出版社,2011

13. 陈豫.CT图像金属伪影校正算法研究.合肥:中国科学技术大学,2009

14. 谷建伟,张丽,陈志强,等.CT图像中金属伪影的快速校正.中国体视觉与图像分析,2005,10(2):108-111

15. 王震东,李青奕,王林,等.不同尺寸微种植体支抗系统的临床应用比较.华西口腔医学杂志,2009,27(2):150-153

16. 口腔正畸微种植体(MIA)技术:技术原理与临床应用.朴孝尚,徐宝华,丁云,译.北京:中国医药科技出版社,2008:23-32

17. Sung JH,Kyung HM, Bae SM.微种植体支抗正畸临床应用.王震东,陈文静译.南京:东南大学出版社,2009:13-32

18. 马绪臣. 口腔颌面锥形束 CT 的临床应用. 北京:人民卫生出版社,2011

19. 宿玉成. 现代口腔种植学. 北京:人民卫生出版社,2003:195

20. 山道信之,系濑正通. 上颌窦增高术. 东京:クインテッセンス出版社,2008

21. 王斌. 牙种植体植入床的评价. 成都:四川大学,2004

22. 李明霞. CBCT 三维影像对上颌窦提升术辅助诊断和评价的研究. 成都:四川大学,2011

23. 林野,王兴,邱立新,等. 上颌窦提升植骨及同期种植体植入术. 中华口腔医学杂志,1998, 33(6):326-328

24. 鹏越,林野. 上颌窦底植骨种植效果的回顾性研究. 中华口腔医学杂志,2005,40(6): 441-444

25. 周磊,黄建生. 上颌窦开放式提升牙槽嵴骨增量技术应用体会. 中国口腔种植学杂志, 2003,8(4):164-166,180

26. Peleg M, Garg AK, Mazor Z. Predictability of simultaneous implant placement in the severely atrophic posterior maxilla:A 9-year longitudinal experience study of 2132 implants placed into 731 human sinus grafts. Int J Oral Maxillofac Implants,2006,21(1):94-102

27. Nevins M, Garber D, Hanratty JJ, et al. Human histologic evaluation of anorganic bovine bone mineral combined with recombinant human platelet-derived growth factor BB in maxillary sinus augmentation:case series study. Int J Periodontics Restorative Dent,2009,29(6):583-591

28. Kopecka D, Simunek A, Brazda T, et al. Relationship between subsinus bone height and bone volume requirements for dental implants:a human radiographic study. Int J Oral Maxillofac Implants,2012,27(1):48-54

29. Wallace SS, Mazor Z, Froum SJ, et al. Schneiderian membrane perforation rate during sinus elevation using piezosurgery:clinical results of 100 consecutive cases. Int J Periodontics Restorative Dent,2007, 27(5):413-419

30. Pieri F, Aldini NN, Marchetti C, et al. Esthetic outcome and tissue stability of maxillary anterior single-toothimplants following reconstruction with mandibular block grafts:a 5-year prospective study. Int J Oral Maxillofac Implants,2013, 28(1):270-280

31. Tolstunov L, Hicke B. Horizontal augmentation through the ridge-split procedure:a predictable surgical modality in implant reconstruction. J Oral Implantol,2013, 39(1):59-68

32. Chiapasco M, Casentini P, Zaniboni M. Implants in Reconstructed Bone:A Comparative Study on the Outcome of Straumann® Tissue Level and Bone Level Implants Placed in Vertically Deficient Alveolar Ridges Treated by Means of Autogenous Onlay Bone Grafts. Clin Implant Dent Relat Res,2012

33. Korpi JT, Kainulainen VT, Sándor GK, et al. Tent-pole approach to treat severely atrophic fractured mandibles using immediate or delayed protocols:preliminary case series. J Oral Maxillofac Surg,2013,71(1):83-89

34. Bruno. Iterative reconstruction for reduction of metal artifacts in computed tomography. Katholieke University Leuven, 2001

35. Lee M, Kim S, Lee S, et al. Overcoming artifacts from metallic orthopedic implants at high-field-strength MR imaging and multi-detector CT. Radiographics, 2007,27(3):791-803

36. Haramati N, Staron RB, Mazel-Sperling K, et al. CT scans through metal scanning technique

versus hardware composition. Comput Med Imaging Graph, 1994,18(6):429-434

37. Link TM, Berning W, Scherf S, et al. CT of metal implants: reduction of artifacts using an extended CT scale technique. J Comput Assist Tomogr, 2000,24(1):165-172

38. Park HS. An anatomical study using CT images for the implantation of micro-implants. Korea J Orthod,2002,32(6):435-441

39. Sung JH, Kyung HM, Bae SM. Microimplants in orthodontics. Daegu, Korea: Dentos Inc, 2006;21

40. Shi H,Scarfe WC,Farman AG. Three-dimensional reconstruction of individual cervical vertebrae from cone-beam computed-tomography images. American Journal of Orthodontics and Dentofacial Orthopedics, 2007,131(3):426

41. Hatcher DC, Dial C, Mayorga C. Cone beam CT for pre-surgical assessment of implant sites. Journal of the California Dental Association,2003,31(11):825-833

42. Baumgaertel S,Palomo JM,Palomo L,et al. Reliability and accuracy of cone-beam computed tomography dental measurements. Am J Orthod Dentofacial Orthop,2009,136(1):19-25

43. Draene GF,Eisenmenger W. A new technique for the transcrestal sinus floor elevation and alveolar ridge augmentation with press-fit bone cylinders:A technical note. J Craniomaxillofac Surg, 2007,35(4-5):201-206

44. Peker I, Alkurt MT, Michcioglu T. The use of 3 different imaging methods for the localization of the mandibular canal in dental implant planning. Int J Oral Maxillofac Implants, 2008, 23: 463-470

45. McDermott NE,Chuang SK,Woo W. Maxillary sinus augmentation as a risk factor for implant failure. Int J Oral Maxillofac Implants,2006,21(3): 366-374

46. Abboud M, Wahl G, Guirado JL, et al. Application and success of two stereolithographic surgical guide systems for implant placement with immediate loading. Int J Oral Maxillofac Implants, 2012,27(3): 634-643

47. Arisan V, ZC Karabuda, T Ozdemir, Accuracy of two stereolithographic guide systems for computer-aided implant placement: a computed tomography-based clinical comparative study. J Periodontol, 2010,81(1): 43-51

48. Cuperus AM, Harms MC, Rangel FA, et al. Dental models made with an intraoral scanner: a validation study. Am J Orthod Dentofacial Orthop, 2012,142(3): 308-313

49. Hinckfuss S, Conrad HJ, Lin L, et al. Effect of surgical guide design and surgeon's experience on the accuracy of implant placement. J Oral Implantol, 2012,38(4): 311-323

50. Kim BC, Lee CE, Park W, et al. Integration accuracy of digital dental models and 3-dimensional computerized tomography images by sequential point and surface-based markerless registration. Oral Surg Oral Med Oral Pathol Oral Radiol Endod, 2010,110(3): 370-378

51. Lee CY, Ganz SD, Wong N, et al. Use of cone beam computed tomography and a laser intraoral scanner in virtual dental implant surgery: part 1. Implant Dent, 2012,21(4): 265-271

52. Lightheart KG , English JD , Kau CH, et al. Surface analysis of study models generated from OrthoCAD and cone-beam computed tomography imaging. Am J Orthod Dentofacial Orthop, 2012,141(6): 686-693

53. Lin Z , He B , Chen J, et al. Manufacture method and clinical application of minimally invasive dental implant guide template based on registration technology. Hua Xi Kou Qiang Yi Xue Za Zhi，2012,30(4)：402-406，410

54. Noh H, Nabha W, Cho JH, et al. Registration accuracy in the integration of laser-scanned dental images into maxillofacial cone-beam computed tomography images. Am J Orthod Dentofacial Orthop，2011,140(4)：585-591

55. Nokar S, Moslehifard E, Bahman T, et al. Accuracy of implant placement using a CAD/CAM surgical guide：an in vitro study. Int J Oral Maxillofac Implants，2011,26(3)：520-526

56. Platzer S, Bertha G, Heschl A, et al. Three-Dimensional Accuracy of Guided Implant Placement：Indirect Assessment of Clinical Outcomes. Clin Implant Dent Relat Res，2011，15：1708-8208

57. Plooij JM, Maal TJ, Haers P, et al. Digital three-dimensional image fusion processes for planning and evaluating orthodontics and orthognathic surgery. A systematic review. Int J Oral Maxillofac Surg，2011,40(4)：341-352

58. Sarment DP, Sukovic P,Clinthorne N. Accuracy of implant placement with a stereolithographic surgical guide. Int J Oral Maxillofac Implants，2003,18(4)：571-577

59. Sousa MV, Vasconcelos EC, Janson G, et al. Accuracy and reproducibility of 3-dimensional digital model measurements. Am J Orthod Dentofacial Orthop，2012,142(2)：269-273

60. Swennen GR, Mommaerts MY, Abeloos J, et al. A cone-beam CT based technique to augment the 3D virtual skull model with a detailed dental surface. Int J Oral Maxillofac Surg，2009,38(1)：48-57

61. Tardieu PB, Vrielinck L, Escolano E, et al. Computer-assisted implant placement：scan template, simplant, surgiguide, and SAFE system. Int J Periodontics Restorative Dent，2007,27(2)：141-149

62. Turbush SK, Turkyilmaz I. Accuracy of three different types of stereolithographic surgical guide in implant placement：an in vitro study. J Prosthet Dent，2012，108(3)：181-188

63. Van Assche N, van Steenberghe D, Guerrero ME,et al. Accuracy of implant placement based on pre-surgical planning of three-dimensional cone-beam images：a pilot study. J Clin Periodontol，2007,34(9)：816-821

64. van Steenberghe D, Naert I, Andersson M,et al. A custom template and definitive prosthesis allowing immediate implant loading in the maxilla：a clinical report. Int J Oral Maxillofac Implants，2002,17(5)：663-670

65. White SC,Pharoah MJ. Oral Radiology-Principles and Interpretation. 5th ed. St. Louis, MO：Mosby,2004

66. Tatum H. Maxillary and sinus implant reconstruction. Dent Clin North Am，1986，30(2)：207-229

67. Chiapaseo M,Zaniboni M, Rimondini L. Dental implants placed in grafted maxillary sinuses：a retrospective analysis of clinical outcome according to the initial clinical situation and a proposal of defect classification. Clin Oral Implants Res，2008,19(4)：416-428

68. Pjetursson B E, Rast C, Brägger U, et al. Maxillary sinus floor elevation using the (transalveo-

lar) osteotome technique with or without grafting material. Part Ⅰ: implant survival and patients' perception. Clin Oral Implants Res, 2009,20(7): 667-676

69. Yildirim M, Spekemumn H, Biesterfeld S, et al. Maxillary sinus augmentation using xenogenic bone substitute material Bio-oss in combinationg with venous blood. A histologic and histomophometric study in humans. Clin Oral Implants Res,2000,11(3):217-229

70. Tong DC, Rioux K, Drangshoh M. A review of survival rates for implants placed in grafted maxillary sinuses using meta analysis. Int J Oral Maxillofae Implants, 1998,13(2):175-182